**Biomecânica prática
no exercício físico**

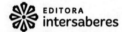

O selo DIALÓGICA da Editora InterSaberes faz referência às publicações que privilegiam uma linguagem na qual o autor dialoga com o leitor por meio de recursos textuais e visuais, o que torna o conteúdo muito mais dinâmico. São livros que criam um ambiente de interação com o leitor – seu universo cultural, social e de elaboração de conhecimentos –, possibilitando um real processo de interlocução para que a comunicação se efetive.

Biomecânica prática
no exercício físico

André Martines de Albuquerque

EDITORA intersaberes

Rua Clara Vendramin, 58 • Mossunguê • CEP 81200-170 • Curitiba • PR • Brasil
Fone: (41) 2106-4170 • www.intersaberes.com • editora@editoraintersaberes.com.br

Conselho editorial
Dr. Ivo José Both (presidente)
Dr.ª Elena Godoy
Dr. Neri dos Santos
Dr. Ulf Gregor Baranow

Editora-chefe
Lindsay Azambuja

Gerente editorial
Ariadne Nunes Wenger

Preparação de originais
Thayana de Souza Araujo Dantas

Edição de texto
Fabia Mariela de Biasi
Natasha Saboredo

Capa
Laís Galvão (*design*)
Dean Drobot/
Shutterstock (imagem)

Projeto gráfico
Luana Machado Amaro

Diagramação
Débora Gipiela

Equipe de *design*
Débora Gipiela
Luana Machado Amaro

Iconografia
Sandra Lopis da Silveira
Regina Claudia Cruz Prestes

Dados Internacionais de Catalogação na Publicação (CIP)
(Câmara Brasileira do Livro, SP, Brasil)

Albuquerque, André Martines de
   Biomecânica prática no exercício físico/André Martines de Albuquerque. Curitiba: InterSaberes, 2020. (Série Corpo em Movimento)

   Bibliografia.
   ISBN 978-65-5517-560-8

   1. Biomecânica 2. Exercícios físicos 3. Exercícios físicos – Aspectos fisiológicos I. Albuquerque, André Martines de. II. Título. III. Série.

20-35158 CDD-613.71

Índices para catálogo sistemático:
1. Biomecânica: Exercícios físicos: Educação física   613.71

Cibele Maria Dias – Bibliotecária – CRB-8/9427

1ª edição, 2020.

Foi feito o depósito legal.

Informamos que é de inteira responsabilidade do autor a emissão de conceitos.

Nenhuma parte desta publicação poderá ser reproduzida por qualquer meio ou forma sem a prévia autorização da Editora InterSaberes.

A violação dos direitos autorais é crime estabelecido na Lei n. 9.610/1998 e punido pelo art. 184 do Código Penal.

Sumário

Apresentação • 15

Como aproveitar ao máximo este livro • 17

Capítulo 1

Bases biomecânicas aplicadas ao corpo humano • 21

1.1 O que é biomecânica? • 23

1.2 Análise cinemática • 26

1.3 Análise cinética • 31

1.4 Biomecânica dos ossos e das articulações • 32

1.5 Biomecânica do músculo esquelético • 44

Capítulo 2

Biomecânica aplicada ao core • 55

2.1 Conceito e anatomia do core · 57

2.2 Biomecânica da coluna vertebral • 60

2.3 Estrutura funcional da coluna • 76

2.4 Funções do *core* · 78

2.5 Patologias comuns na coluna • 83

Capítulo 3

Biomecânica aplicada ao hip core · 95

3.1 Conceito e anatomia do *hip core* · 97

3.2 Biomecânica da pelve, quadril e joelho • 99

3.3 Estrutura funcional do *hip core* · 116

3.4 Patologias comuns no quadril · 123

3.5 Patologias comuns no joelho e no tornozelo · 129

Capítulo 4

Biomecânica aplicada ao shoulder core · 139

4.1 Conceito e anatomia do *shoulder core* · 141

4.2 Biomecânica do ombro e cotovelo · 145

4.3 Estrutura funcional do *shoulder core* · 152

4.4 Patologias comuns no ombro · 162

4.5 Patologias comuns no cotovelo e punho · 171

Capítulo 5

Os quatro passos para a análise biomecânica visual nos exercícios · 181

5.1 Passo 1 – visão 2D (plano do movimento) · 183

5.2 Passo 1 – visão 2D (eixos articulares) · 190

5.3 Passo 2 – vetor de força da resistência · 193

5.4 Passo 3 – braço de torque · 202

5.5 Passo 4 – análise biomecânica · 205

Capítulo 6

Análise biomecânica funcional · 217

6.1 Análise biomecânica de exercícios uniarticulares: membros superiores · 219

6.2 Análise biomecânica de exercícios multiarticulares: membros superiores · 224

6.3 Análise biomecânica de exercícios uniarticulares: membros inferiores · 228

6.4 Análise biomecânica de exercícios multiarticulares: membros inferiores · 231

6.5 Análise biomecânica de exercícios do tronco · 236

Considerações finais · 247
Referências · 249
Bibliografia comentada · 259
Respostas · 261
Sobre o autor · 265

Aos meus queridos pais, Dolores e Wilson, por toda a dedicação em me proporcionar a melhor educação, ética e respeito ao trabalho. É incrível como o tempo me fez perceber o quanto a criação de vocês me oportunizou crescer pessoal e profissionalmente e ser melhor a cada dia. Minha eterna gratidão a vocês dois.

À minha filha Lara, os sorrisos mais sinceros e o abraço mais amoroso que já experimentei.

Agradeço primeiramente a Deus, pela força e coragem durante esta longa caminhada.

Aos profissionais da saúde, em especial aos professores de educação física e fisioterapeutas, que me instigam a buscar os mais diversos conhecimentos e me desafiam a explicá-los de maneira simples e acessível. Acredito que a compreensão sobre determinado conhecimento nos dá liberdade, e isso é a base para o sucesso.

"Quanto mais aumenta nosso conhecimento, mais evidente fica nossa ignorância."

John F. Kennedy

Apresentação

Com minha vivência prática, inicialmente como professor em academias de musculação, *personal trainer* e proprietário de empreendimentos na área da saúde e, posteriormente, como palestrante em cursos pelo Brasil e exterior, conheci um pouco da atual realidade no mercado de trabalho vivida pelos profissionais de educação física e de fisioterapia.

Apesar das diferentes abordagens sobre biomecânica recebidas por esses profissionais durante os anos de faculdade e em algumas especializações, é consensual que existe certa distância entre o que eles aprendem na teoria acerca do assunto e o que é possível colocar em suas práticas profissionais.

No intuito de tornar a biomecânica mais próxima do dia a dia de trabalho, este livro traz desde detalhes básicos e fundamentais para o entendimento dessa disciplina até formas mais avançadas de avaliação e entendimento sobre a área para identificação de detalhes práticos em exercícios que proporcionarão mais segurança e eficiência para sua prescrição.

No Capítulo 1, abordamos a biomecânica sob o enfoque da física básica e de sua aplicabilidade no corpo humano, apontando particularidades da estrutura óssea e muscular. Nos Capítulos 2, 3 e 4, evidenciamos três núcleos essenciais para o conhecimento do profissional da saúde. Esses núcleos estão presentes em praticamente todos os movimentos/exercícios, às vezes de maneira mais sintética, envolvendo apenas uma região, e em outras situações de forma mais global, em que todos os núcleos integram o movimento. Dominar as propriedades e as características do *core* (núcleo da região abdominal), do *hip core* (núcleo do quadril) e do *shoulder core* (núcleo do ombro) permitem uma interpretação singular do corpo humano e sua relação com a execução dos exercícios.

Tratamos, no Capítulo 5, de um método de análise biomecânica visual apresentado em quatro passos para facilitar a compreensão da relação entre exercícios e recrutamento muscular, bem como a utilização dessa análise para interpretar e adaptar atividades de acordo com o objetivo e as individualidades do cliente.

Por fim, no Capítulo 6, selecionamos alguns exercícios de membros superiores, inferiores e de tronco para realizar uma análise biomecânica em algumas situações, dando mais ênfase aos riscos e benefícios desses movimentos nas estruturas ósseas e articulares e, em outros casos, destacando as forças externas aplicadas e as maneiras de manipulá-las para obter o benefício desejado com o exercício.

Ressaltamos que os temas aqui tratados deverão servir como estímulo para que você se aprofunde mais na biomecânica e busque conhecimentos atualizados sobre essa temática do exercício físico. Constantemente, conceitos e crenças na área da saúde e biomecânica são contestados por novas pesquisas, e somente o estudo e a atualização dos profissionais poderá acompanhar a ciência e valorizar nossos ofícios.

Como aproveitar ao máximo este livro

Empregamos nesta obra recursos que visam enriquecer seu aprendizado, facilitar a compreensão dos conteúdos e tornar a leitura mais dinâmica. Conheça a seguir cada uma dessas ferramentas e saiba como estão distribuídas no decorrer deste livro para bem aproveitá-las.

Para prescrever exercícios de forma eficiente tanto em aulas individuais quanto coletivas, no intuito de obter resultados mais satisfatórios, é necessário entender as bases biomecânicas e fisiológicas que fundamentarão a escolha dos exercícios específicos para determinado indivíduo ou grupo de pessoas.

Neste capítulo, abordaremos a base biomecânica fundamental para todo profissional da saúde. Compreender todos os detalhes dessa base dará credibilidade e segurança na prescrição de exercícios físicos, preservando essa estrutura fantástica que é o corpo humano.

1.1 O que é biomecânica?

A palavra *biomecânica* pode ser dividida em duas partes: *bio*, que se refere de maneira ampla aos seres vivos, e *mecânica*, parte da física que estuda o movimento dos corpos. Assim, podemos definir *biomecânica* como o estudo dos conceitos da mecânica aplicados aos seres vivos. Neste livro, utilizaremos a mecânica para estudar especificamente os movimentos do corpo humano.

Na mecânica, dois ramos estudam o movimento sob diferentes perspectivas: (1) a *estática*, que é o estudo dos sistemas em estado constante de movimento, ou seja, quando estão em repouso ou em velocidade constante, e (2) a *dinâmica* que estuda os sistemas nos quais a aceleração está presente (Hall, 2013).

A *cinemática* e a *cinética* são outras subdivisões do estudo da biomecânica. Quando analisamos a velocidade, a aceleração ou a posição dos segmentos sem atenção às causas ou às forças que geraram o movimento, utilizamos a cinemática; ao passo que a cinética estuda justamente as forças que geraram os movimentos, como torques musculares ou forças externas (ex.: um halter ou uma caneleira), além das pressões intra-articulares.

Introdução do capítulo

Logo na abertura do capítulo, informamos os temas de estudo e os objetivos de aprendizagem que serão nele abrangidos, fazendo considerações preliminares sobre as temáticas em foco.

Síntese

Ao final de cada capítulo, relacionamos as principais informações nele abordadas a fim de que você avalie as conclusões a que chegou, confirmando-as ou redefinindo-as.

Atividades de autoavaliação

Apresentamos estas questões objetivas para que você verifique o grau de assimilação dos conceitos examinados, motivando-se a progredir em seus estudos.

Atividades de aprendizagem

Aqui apresentamos questões que aproximam conhecimentos teóricos e práticos a fim de que você analise criticamente determinado assunto.

Bibliografia comentada

Nesta seção, comentamos algumas obras de referência para o estudo dos temas examinados ao longo do livro.

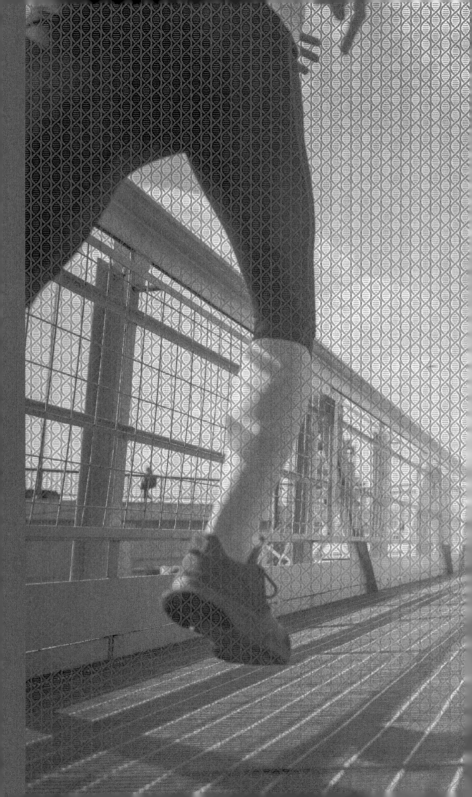

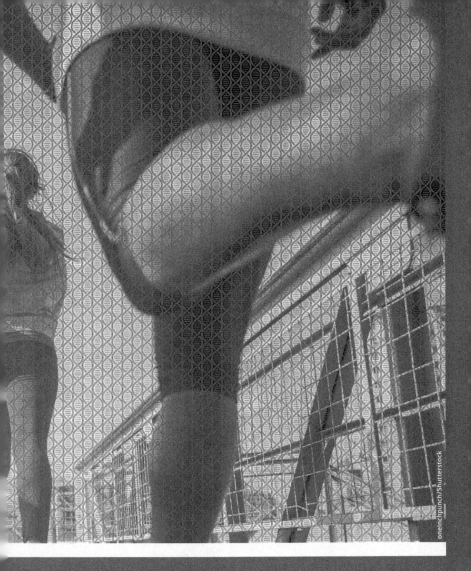

Capítulo 1

Bases biomecânicas aplicadas ao corpo humano

Para prescrever exercícios de forma eficiente tanto em aulas individuais quanto coletivas, no intuito de obter resultados mais satisfatórios, é necessário entender as bases biomecânicas e fisiológicas que fundamentarão a escolha dos exercícios específicos para determinado indivíduo ou grupo de pessoas.

Neste capítulo, abordaremos a base biomecânica fundamental para todo profissional da saúde. Compreender todos os detalhes dessa base dará credibilidade e segurança na prescrição de exercícios físicos, preservando essa estrutura fantástica que é o corpo humano.

1.1 O que é biomecânica?

A palavra *biomecânica* pode ser dividida em duas partes: *bio*, que se refere de maneira ampla aos seres vivos, e *mecânica*, parte da física que estuda o movimento dos corpos. Assim, podemos definir *biomecânica* como o estudo dos conceitos da mecânica aplicados aos seres vivos. Neste livro, utilizaremos a mecânica para estudar especificamente os movimentos do corpo humano.

Na mecânica, dois ramos estudam o movimento sob diferentes perspectivas: (1) a *estática*, que é o estudo dos sistemas em estado constante de movimento, ou seja, quando estão em repouso ou em velocidade constante, e (2) a *dinâmica*, que estuda os sistemas nos quais a aceleração está presente (Hall, 2013).

A *cinemática* e a *cinética* são outras subdivisões do estudo da biomecânica. Quando analisamos a velocidade, a aceleração ou a posição dos segmentos sem atenção às causas ou às forças que geraram o movimento, utilizamos a cinemática; ao passo que a cinética estuda justamente as forças que geraram os movimentos, como torques musculares ou forças externas (ex.: um halter ou uma caneleira), além das pressões intra-articulares.

Figura 1.1 Subdivisões do estudo da biomecânica

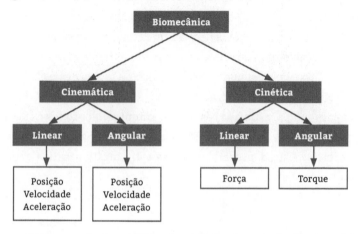

Um exemplo de **análise cinemática** é o estudo dos ângulos de flexão do joelho durante uma corrida ou a velocidade linear do centro de gravidade durante um salto em distância. Observe que, nesses casos, não são estudadas as forças que fizeram a flexão do joelho nem as que movimentaram o centro de gravidade do corpo, apenas serão descritas as características das variáveis *ângulo* e *velocidade*.

Por outro lado, um exemplo de **análise cinética** é a avaliação da diferença do torque produzido por uma caneleira presa na altura do joelho ou da tíbia durante o exercício de flexão de quadril em decúbito dorsal ou, ainda, o estudo da força de reação do solo incidindo sobre o pé de um sujeito que realiza um salto ou um agachamento.

Apesar de, na análise cinemática, não estudarmos as forças atuantes no corpo humano, é importante entender que elas sempre estarão presentes nessa estrutura. Necessariamente, a prescrição de qualquer exercício físico está atrelada à aplicação de forças ao corpo humano, independentemente do objetivo do aluno: ganho de força muscular, propriocepção, flexibilidade, hipertrofia muscular etc., ou seja, a aplicação de forças é o estímulo fundamental para gerar essas adaptações no corpo. Por exemplo, para ganhar flexibilidade no músculo peitoral, podemos aplicar uma força externa em abdução horizontal de ombro, que causará alongamento dos músculos, tendões, fáscias etc. Da mesma maneira, uma das possibilidades para gerar hipertrofia nesse mesmo grupo muscular é aplicar forças externas em abdução horizontal de ombro e solicitar que os músculos reajam a essas ações, provocando as adaptações musculares ao exercício.

Isso quer dizer que as ferramentas essenciais do profissional da saúde são as **forças**, o que nos faz pensar quão importante é o estudo da biomecânica para todos os profissionais. Por exemplo, uma força aplicada de maneira perpendicular ao osso rádio produzirá um estímulo para o bíceps ou tríceps (a depender da direção dessa força externa), mas que também, de acordo com o tempo de aplicação, intensidade, frequência, intervalo e amplitude articular, permitirão gerar hipertrofia, flexibilidade ou até uma lesão muscular. Nesse quesito, encontra-se a aplicação prática da biomecânica no treinamento com resistências: estudo, entendimento e aplicação adequada das forças no corpo humano, que permitirão ao profissional determinar o benefício e o risco dessas ações, considerando o objetivo do cliente e suas reais necessidades.

Entretanto, percebemos que a compreensão sobre a importância do estudo da biomecânica aplicada à prática ainda não é uma realidade da grande maioria dos profissionais da saúde. Uma boa analogia é refletir sobre quanto um engenheiro estuda forças para poder criar, por exemplo, uma ponte com estrutura sólida e segura para suportar outras forças que agem sobre ela, como os carros e o vento, e quanto os profissionais da saúde estudam forças aplicadas ao corpo humano para desenvolver uma estrutura óssea, articular e muscular resistente e que suporte outras forças que agem sobre elas, como a força da gravidade, as forças dos acessórios na musculação e dos exercícios escolhidos.

Habitualmente, um engenheiro estuda mecânica por bastante tempo, ao passo que os profissionais da saúde ainda não perceberam a importância do aprendizado aprofundado sobre o tema para a estrutura corporal.

Se a aplicação das forças são a base para criar estímulos no corpo humano, é fundamental também saber quais são essas forças que atuam sobre os corpos:

- **Forças externas**: forças que são observadas externamente ao corpo humano. Ex.: gravidade e atrito.
- **Forças internas**: forças que têm origem dentro do corpo humano. Ex.: forças musculares e articulares.

Embora não seja possível enxergar essas forças durante os exercícios, elas sempre estarão lá e serão as responsáveis pelas adaptações no nosso corpo. Se o profissional da saúde for capaz de estudar e manipular estrategicamente essas forças aplicadas, bem como de conhecer a estrutura humana e sua adequada resposta neuromuscular e articular a elas, haverá encontrado o caminho ao conhecimento da biomecânica aplicada ao exercício (Leal; Martinez; Sieso, 2012).

1.2 Análise cinemática

A cinemática cuida da descrição dos movimentos sem se preocupar com as forças que produziram esse movimento. Ela pode ser dividida em linear, angular e geral (quando há uma combinação de componentes de movimentos lineares e angulares). Em muitas situações, é útil decompor movimentos mais complexos em componentes lineares e angulares para fazer uma análise detalhada dos movimentos.

A análise cinemática, principalmente com vídeos, é bastante utilizada atualmente para estudar movimentos esportivos relacionados à *performance*, na qual detalhes fazem a diferença para a obtenção de medalhas e até de recordes.

Na cinemática linear, é possível descrever o deslocamento retilíneo ou curvilíneo de um objeto ou pessoa. Para isso, é necessário um ou vários pontos fixos de referência que forneçam um sistema de coordenadas para a análise. Por isso, torna-se imperativo que as coordenadas sejam registradas nos vídeos, até mesmo no campo de filmagem, pois elas fornecerão as métricas relacionadas àquele espaço. Esse sistema de coordenadas pode ser tanto bidimensional (2D) quanto tridimensional (3D).

Usamos um sistema de referência 2D quando o movimento que será descrito é planar, ou seja, quando o objeto ou o corpo está em deslocamento para cima ou para baixo (verticalmente), ou para direita ou esquerda (horizontalmente). Um exemplo é a análise da velocidade média de deslocamento da articulação do joelho durante um agachamento.

Figura 1.2 Análise da velocidade média do deslocamento do joelho no agachamento

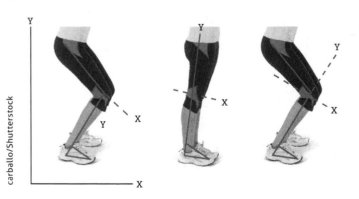

Para definição de algumas variáveis cinemáticas, é comum utilizarmos a fórmula:

V (m/s) = distância percorrida (m) / tempo (s)

V = 0,30 / 6

V = 0,05 m/s

Outra fórmula bastante associada às análises cinemáticas é a da aceleração média, em que:

A (m/s²) = velocidade (m/s) / tempo (s)

A = 0,05 / 6

A = 0,0083 m/s²

Caso exista a abdução do quadril durante esse mesmo movimento de agachamento, é preciso fazer uma análise em três dimensões para identificar o deslocamento em profundidade. Normalmente, utilizam-se várias câmeras e *softwares* avançados de reconhecimento 3D para realizar esse tipo de observação, e, infelizmente, esses acessórios não são tão acessíveis financeiramente, por isso, são encontrados apenas em laboratórios de universidades e clínicas muito especializadas.

A cinemática angular descreve o movimento angular dos corpos, que ocorre em torno de um eixo de rotação, mas não considera as forças que causaram esse movimento. Praticamente todos os movimentos humanos envolvem rotação dos segmentos do corpo que giram em torno dos centros articulares. Em estudos biomecânicos, existem dois tipos de ângulos calculados: o ângulo absoluto e o relativo.

O **ângulo absoluto** refere-se à medida da inclinação de um segmento corporal a partir de uma referência fixa no ambiente. Geralmente, a referência é uma linha horizontal à direita da extremidade distal do segmento, e o ângulo é medido na direção anti-horária a partir dessa linha (Figura 1.3).

Figura 1.3 Avaliação do ângulo absoluto articular durante uma corrida

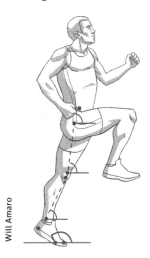

Will Amaro

Já o **ângulo relativo** é a medida angular entre eixos longitudinais de dois segmentos, o qual pode ser chamado também de *ângulo articular*. Assim, o ângulo relativo pode descrever a quantidade de flexão e de extensão na articulação, porém não descreve a posição dos segmentos ou os lados do ângulo no espaço.

A posição inicial dos segmentos, que também é chamada de *posição zero*, é descrita a partir da *posição inicial fundamental* (Figura 1.4). Por exemplo, sempre que existir uma flexão de cotovelo, independentemente da posição do restante do corpo, o ângulo do movimento será descrito a partir da posição zero, que, nesse caso, é a total extensão do cotovelo. É mais interessante utilizar a posição inicial fundamental em relação à posição anatômica, pois a posição fundamental simplesmente reorienta a articulação radioulnar, levando-a a uma posição neutra com as palmas das mãos direcionadas às coxas.

Figura 1.4 Diferenças entre a posição inicial fundamental e a posição inicial anatômica do corpo humano

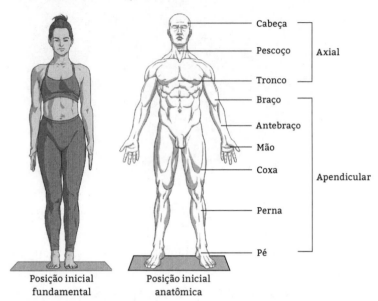

No exemplo do agachamento, o ângulo relativo das articulações do quadril e joelho está representado na Figura 1.5, a seguir.

Figura 1.5 Avaliação do ângulo relativo de algumas articulações no exercício de agachamento

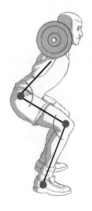

1.3 Análise cinética

A cinética estuda as forças associadas ao movimento, as quais também podem ser divididas em linear e angular. Quando se trata de análises de forças, é fundamental recordar as três leis de Newton, que permitem aplicabilidade prática nos exercícios:

1ª Lei – Inércia: todo corpo mantém seu estado atual de movimento, seja de imobilidade, seja de movimentação, em velocidade constante, a menos que outra força externa aplicada sobre ele possa modificar esse estado.

2ª Lei – Aceleração: a mudança de movimento é proporcional à magnitude da força incidente. Essa mudança ocorre na direção da linha reta na qual aquela força é aplicada e é inversamente proporcional à massa do corpo. Essa lei produz uma equação que relaciona todas as forças (F) atuantes em determinado corpo, sua massa (m) e sua aceleração (a):

$$\Sigma F = m \times a$$

3ª Lei – Ação e reação: quando um corpo exerce uma ação sobre outro, o segundo promove uma força de reação de mesma magnitude, porém em direção contrária sobre o primeiro corpo.

Durante os exercícios físicos, as forças são aplicadas nas estruturas e, na grande maioria das vezes, gera uma força em rotação ao redor dos eixos articulares. Essa força que provoca rotação ao redor de um eixo é chamada de *torque*, estudada pela cinética angular. As mesmas leis de Newton são aplicadas nos sistemas de alavancas e, somente com a compreensão real dessas três leis e da aplicação dos princípios da física no corpo humano, é possível observar os exercícios de uma maneira mais profunda e em sua essência. Quando aludimos à *essência*, referimo-nos à ideia de que o exercício físico nada mais é do que a aplicação das forças e, consequentemente, dos princípios da física ao corpo humano, ou seja, se não há forças aplicadas, não há exercício.

1.4 Biomecânica dos ossos e das articulações

Os ossos representam a parte passiva do aparelho locomotor humano, pois quem os movimenta são os músculos inseridos nas estruturas correspondentes. Apesar disso, o tecido ósseo é uma estrutura dinâmica viva, pois as condições ambientais impostas a ele gerarão suas adaptações positivas ou negativas no decorrer da vida. Estudar e entender as forças aplicadas a essas estruturas, seja no dia a dia, seja no exercício físico, permitirão ao profissional da saúde entregar ao seu cliente mais eficiência na sua prescrição.

Embora não seja possível visualizar os ossos a olho nu durante um atendimento, o estudo das características anatômicas e de eventuais adaptações ósseas a questões ambientais e/ou genéticas permitirá a interpretação dos riscos e dos benefícios de cada exercício aplicado aos diferentes corpos humanos. É interessante destacar que, assim como os ossos mais aparentes do corpo humano são muito diferentes entre as pessoas (ex: tamanho dos dedos da mão, formato do crânio e da face), os ossos não tão superficiais também serão (ex: acetábulo, fossa glenoide, epicôndilos do fêmur). Isso mostra a importância da interpretação do profissional da saúde sobre as questões individuais e toda a responsabilidade na orientação dos exercícios físicos, com o máximo de especificidade possível para cada cliente.

1.4.1 Função do tecido ósseo

O sistema esquelético consiste em ossos, ligamentos, cartilagens e articulações do corpo, porém os ossos constituem a maior parte das estruturas desse sistema.

As articulações, consideradas as interseções entre os ossos, mantêm a funcionalidade de toda a estrutura. Os principais ossos e articulações do corpo humano estão representados na Figura 1.6.

Figura 1.6 Esqueleto humano

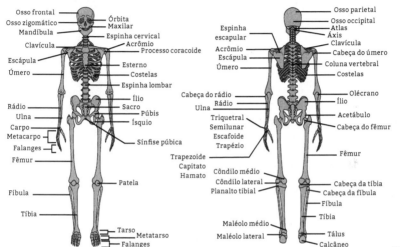

Entre as funções do sistema esquelético estão as de sustentação, proteção, movimento através das alavancas, além de armazenamento e formação de células sanguíneas:

Sustentação

O esqueleto humano fornece a maior parte da sustentação estrutural e permite manter a postura mesmo quando aplicamos grandes forças externas sobre ele. Como em uma pirâmide, em que a base necessita ser mais larga para sustentar/equilibrar o topo, nosso sistema ósseo também tem esse tipo de formato. Ao compararmos as vértebras lombares (bem maiores) em relação às cervicais ou o fêmur em relação ao úmero, é possível identificar essa relação.

■ Proteção

Muitos órgãos internos, como cérebro, coração, vísceras ou órgãos do aparelho reprodutor, estão protegidos por estruturas ósseas, a exemplo do crânio, das costelas e do quadril. Esses ossos fornecem uma mistura de proteção e de função para a sobrevivência do corpo humano.

■ Alavancas

O sistema esquelético forma as alavancas que se movimentarão a partir das forças internas (ex: músculos) e externas aplicadas sobre ele. A função do sistema de alavancas do esqueleto é permitir os movimentos, além de ampliar a força e/ou a velocidade deles. Adiante, discutiremos de forma mais aprofundada o sistema de alavancas do sistema ósseo.

■ Formação das células sanguíneas

Outra função importante do sistema esquelético é a formação das células sanguíneas. Esse processo ocorre no interior dos ossos e é chamado de *hematopoese*.

1.4.2 Composição do tecido ósseo

Na composição dos ossos, é possível identificar uma camada mais superficial e compacta, chamada de *tecido ósseo cortical*, e outra camada mais profunda e porosa, chamada de *tecido ósseo esponjoso*. Cerca de 80% do peso ósseo total correspondem ao osso cortical, o que revela a importância do sistema ósseo, principalmente, para sustentação, movimento e proteção.

Figura 1.7 Camadas do tecido ósseo

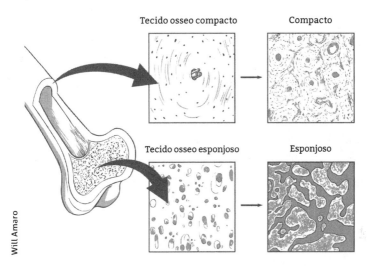

O tecido ósseo é extremamente forte em razão da associação de elementos orgânicos, como o colágeno, e inorgânicos, como os minerais fosfato e cálcio. Essa combinação é responsável por aproximadamente 60% a 70% do tecido ósseo, ao passo que a água (massa sanguínea) representa cerca de 25% a 30% do tecido ósseo (Robling et al., 2002). O colágeno é responsável pela flexibilidade e elasticidade, e os minerais ósseos proporcionam rigidez e resistência à compressão (Navarro; Sutton, 1985). Com o avanço da idade, os elementos orgânicos diminuem gradativamente, tornando os ossos frágeis e menos flexíveis. Consequentemente, o risco de fraturas fica aumentado, e o processo de recuperação, mais lento.

1.4.3 Formação e adaptação do tecido ósseo

O tecido ósseo sofre constantes modificações durante os anos de vida, e os eventos que assinalam essas mudanças são classificados em modelagem ou remodelagem óssea. A modelagem é a formação ou acréscimo de osso novo, e a remodelagem envolve a reabsorção e depósito (reformação) de tecido ósseo já existente.

A remodelagem é um processo contínuo que ocorre quando o velho tecido ósseo é destruído e reabsorvido pelas células chamadas *osteoclastos* e, logo depois, as células chamadas *osteoblastos* realizam a síntese e a construção do tecido ósseo nessa região. A sequência dos eventos da remodelagem é conhecida por ARF (ativação/reabsorção/formação). O processo de deposição do osso novo leva três vezes mais tempo que a reabsorção, o que equivale a um lapso de tempo de uma semana entre a reabsorção e a formação (Martin et al., 2015).

Durante os exercícios físicos, há um estresse nos tecidos ósseos oriundos das forças mecânicas impostas a ele através, por exemplo, das cargas dos halteres, da barra ou do impacto (reação) do solo durante uma corrida. Esses estímulos são necessários para iniciar o processo de remodelagem, pois, assim como na massa muscular, eles geram fadiga (perda de força e rigidez) e microrrupturas, promovendo o início do processo. Caso o dano seja excessivo e a remodelagem não consiga acompanhar as demandas do reparo, pode ocorrer até uma fratura. Entretanto, essa quantidade de estímulo para gerar as adaptações adequadas e não sofrer uma lesão é muito individual, indicando, mais uma vez, a importância do conhecimento do profissional da saúde sobre estímulo e tempo de recuperação desses processos para a adequada periodização do treinamento.

1.4.4 Biomecânica aplicada ao sistema esquelético

Quando iniciamos os estudos sobre biomecânica, comumente os desenhos e as demonstrações práticas são representados por hastes, eixos e forças de um sistema de alavancas tradicional, como, por exemplo, uma haste de ferro apoiada sobre um objeto (formando um eixo) e outro objeto produzindo força sobre essa haste (Figura 1.8).

Figura 1.8 Haste, eixo e forças de um sistema de alavancas tradicional

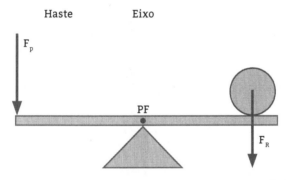

Nesses casos, precisamos ser coerentes ao transferir esse conhecimento ao corpo humano, pois o sistema de alavancas humano tem características que diferem dos sistemas de alavanca tradicional, principalmente no que se refere ao eixo ou fulcro.

Um *sistema de alavancas* nada mais é do que a união de duas ou mais estruturas, segmentos ou corpos. Quando essas estruturas entram em contato e, de alguma maneira, interrompe-se o movimento de translação de uma delas, podemos considerar que há um sistema de alavanca. Ao redor desse contato/interrupção existirá um movimento, ou potencial movimento, de rotação (Figura 1.9).

Figura 1.9 Representação da formação de um sistema de alavancas

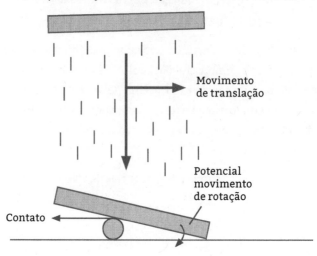

No corpo humano, os ossos são as hastes de um sistema de alavancas, e o potencial contato entre eles proporcionará possíveis movimentos de rotação. Por exemplo, o encontro do fêmur com a tíbia, assim como o de duas vértebras, forma um sistema de alavancas. A diferença, então, reside no formato ósseo e de contato entre eles, que permitirá movimentos distintos nas articulações.

No contato das duas estruturas ósseas, encontraremos o eixo ou fulcro, um dos detalhes mais importantes para iniciar a análise biomecânica no Capítulo 5. O eixo é considerado uma linha reta, real ou imaginária, que atravessa um corpo e em torno da qual esse corpo efetua, ou pode efetuar, um movimento de rotação. No corpo humano, esses eixos não são exatamente fixos durante os movimentos isso porque os formatos ósseos diferem, por exemplo, de uma dobradiça de metal, na qual o eixo não altera de posição mesmo com a movimentação das hastes (Figura 1.10).

Figura 1.10 Eixo da dobradiça de metal que não altera de posição

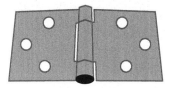

outra imagem com a dobradiça fechada e o eixo na mesma posição

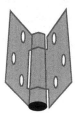

Na Figura 1.11, a seguir, podemos verificar o deslocamento do eixo do joelho durante a flexão/extensão. Nesse movimento, o eixo fica localizado no fêmur (formato convexo), e não na tíbia (formato côncavo). Essa informação é extremamente importante na obtenção de dados de forças de cisalhamento e compressão nas articulações em modelos biomecânicos computadorizados, porém, na análise visual 2D, o deslocamento é tão sutil que não é obrigatório fazer essa diferenciação, ou seja, essa informação tem cunho mais científico que prático na sala de musculação.

Figura 1.11 Deslocamento do eixo na articulação do joelho no movimento de flexão

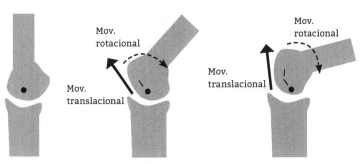

1.4.5 Tipos de cargas aplicadas ao sistema esquelético

O sistema esquelético está sujeito a várias cargas aplicadas a ele, afinal os ossos recebem forças em diferentes direções no dia a dia e também durante a prática de exercícios físicos. As cargas são aplicadas por forças internas (músculos), que promovem a sustentação e a manutenção saudável da própria estrutura, ou por forças externas, como a de uma barra na musculação, um elástico ou uma sacola cheia de objetos em sua mão. Essas cargas aplicadas aos ossos são fundamentais para a saúde do sistema esquelético, pois são responsáveis pelo estímulo ao depósito de material ósseo no processo de remodelagem.

Basicamente, as forças aplicadas aos ossos podem ser perpendiculares ou paralelas ao plano de uma secção transversal do osso (Figura 1.12) e, em regra, essas forças atuam de maneira conjunta, ou seja, os ossos estão submetidos a mais de um tipo de carga simultaneamente.

Figura 1.12 Forças paralelas e perpendiculares ao plano transversal do osso

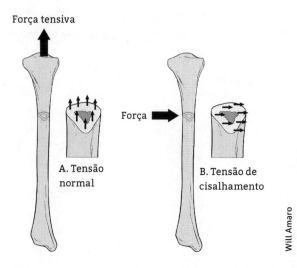

Duas forças têm direção perpendicular à secção transversal do osso: a de compressão e a de tração; e as forças de cisalhamento, flexão e rotação são forças paralelas à superfície da estrutura (Figura 1.13). Vejamos uma representação sobre os tipos de forças e quando elas normalmente acontecem nos exercícios físicos.

Figura 1.13 Tipos de forças nas estruturas ósseas

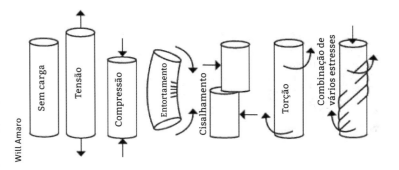

Força de compressão

A força de compressão tem direção interna ao osso, e sua tendência é promover um encurtamento e alargamento da estrutura. Esse tipo de força é muito comum na sustentação do peso em razão da ação da gravidade e da reação do solo, comprimindo as extremidades ósseas. Durante o exercício de agachamento, também é comum as vértebras sofrerem força de compressão pela ação da gravidade, aplicada à própria massa do corpo e somada à da barra apoiada nos ombros (Figura 1.14).

Figura 1.14 Força de compressão na coluna vertebral

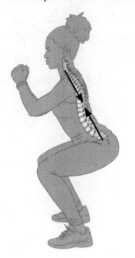

Força de tração

A força de tração tem direção oposta à de compressão, ou seja, ela promove o alongamento e estreitamento da estrutura por meio de cargas em direções externas. Em geral, essa força é aplicada aos ossos quando uma segunda pessoa ou um objeto traciona uma parte do membro superior ou inferior, como um halter nas mãos ou uma caneleira presa à tíbia (Figura 1.15). Suspender o corpo sobre uma barra fixa também promove tração em grande parte dos ossos dos membros superiores.

Figura 1.15 Força de tração no membro inferior

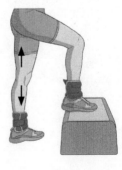

Força de cisalhamento

Diferentemente das forças de compressão e tração, a força de cisalhamento é representada pela aplicação de cargas paralelas ao plano da secção transversal do osso, causando uma deformação interna em uma direção angular. Apesar da palavra *cisalhamento* ser relacionada popularmente a algo ruim ou lesivo no âmbito da saúde, essas forças estão presentes na maioria dos exercícios físicos. Um exemplo está no colo do fêmur durante um agachamento (Figura 1.16).

Figura 1.16 Força de cisalhamento no colo do fêmur

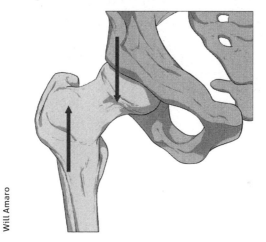

Will Amaro

Força de rotação

A força de rotação (ou torção) também é paralela ao plano de secção transversal do osso e é aplicada fazendo com que eles girem em torno de seu próprio eixo. Normalmente, uma das extremidades está fixa enquanto a outra sofre um torque ao redor de seu eixo longitudinal. Um exemplo de exercício que promove torção na estrutura óssea do úmero é a rotação lateral com elástico ou cabo (Figura 1.17).

Figura 1.17 Força de rotação aplicada ao úmero

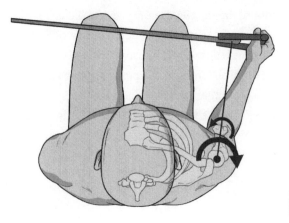

- **Força de flexão**

Na força de flexão (ou curvamento), as cargas são aplicadas causando um envergamento da estrutura em torno de um eixo. Comumente, durante a marcha ou corrida, os ossos dos membros inferiores são submetidos a forças de flexão geradas pela alternância das forças de compressão e tração.

1.5 Biomecânica do músculo esquelético

No corpo humano, as únicas estruturas que são capazes de produzir tensão ativamente são os músculos. Eles são responsáveis pela locomoção, pelo movimento dos membros, pela postura e pela estabilidade articular. Um músculo é capaz de tracionar e criar movimento em uma ou mais articulações, e a compressão gerada nessas articulações aumenta sua estabilidade, mas também pode aumentar o desgaste e até gerar lesões. Esta é a importância de estudar os músculos associados ao sistema articular: não somente as sobrecargas externas podem ser prejudiciais ao corpo, mas as cargas internas geradas pelo sistema muscular também podem promover estímulos, benéficos ou não.

O músculo é um tecido excitável e pode ser estriado ou liso. Os músculos estriados são os esqueléticos e o miocárdio, entretanto, o miocárdio e os músculos lisos estão sob controle do sistema nervoso autônomo, ou seja, não podem ser controlados voluntariamente. Por sua vez, os músculos estriados esqueléticos encontram-se sob controle voluntário e direto e podem ser encurtados ou alongados em velocidades razoavelmente altas sem danos ao tecido.

No tecido muscular, existem quatro propriedades comportamentais: a extensibilidade, a elasticidade, a irritabilidade e a contratilidade.

A *extensibilidade* é a habilidade do músculo de realizar alongamento além do comprimento em repouso. O músculo em si não é capaz de realizar esse alongamento, ou seja, ele precisa que o músculo antagonista realize uma contração ou que uma força externa promova seu alongamento. A quantidade de extensibilidade no músculo é dependente do tecido conjuntivo que o rodeia (Hamill; Knutzen; Derrick, 2016).

A *elasticidade* refere-se à capacidade elástica do músculo em retornar seu comprimento de repouso logo após o estiramento. Essa propriedade faz com que o músculo retorne ao seu comprimento normal de repouso após um alongamento e contribui para a transmissão suave da tensão para o osso (Hall, 2013).

A *irritabilidade* é a capacidade de responder a um estímulo, que pode ser eletroquímico, através do motoneurônio que libera um neurotransmissor, ou mecânico, como um golpe externo sobre uma porção do músculo que gerará, em seguida, uma tensão muscular (Hall, 2013).

A *contratilidade* é a capacidade de produzir tensão, que historicamente denomina-se *contração muscular*. Alguns músculos podem encurtar de 50% a 70% de seu comprimento em repouso (Hall, 2013).

No corpo humano, são aproximadamente 434 músculos que correspondem em média de 40% a 45% do peso corporal (em adultos). Esses músculos são distribuídos em pares, entre o lado direito e o lado esquerdo do corpo. Cerca de 75 pares são responsáveis pela postura e pelos movimentos corporais, e que o restante está envolvido em atividades como deglutição e controles finos, a exemplo do ocular (Hall, 2013). Na Figura 1.18 estão alguns dos principais músculos esqueléticos do corpo humano.

Figura 1.18 Principais músculos do corpo humano

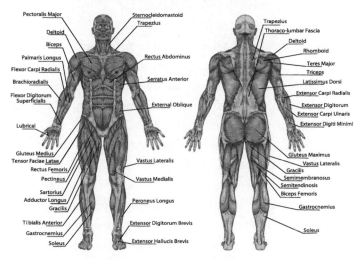

O músculo esquelético é composto por milhares de fibras musculares. Cada fibra é uma única célula muscular envolta por uma membrana, chamada *sarcolema*. Essas fibras musculares estão unidas em estruturas denominadas *fascículos* ou *feixes musculares*, que estão envoltos em um tecido conjuntivo denso, chamado *perimísio* (Figura 1.19).

A fibra muscular está cheia de *sarcoplasma*, que, por sua vez, é composto por estruturas chamadas *miofibrilas*. Uma miofibrila é composta por diversos filamentos, denominados *miofilamentos*, no quais se encontram os *sarcômeros,* conectados em série e em paralelo. Existem dois tipos de miofilamentos: o fino, composto por uma proteína chamada *actina*, e o grosso, pela proteína chamada *miosina* (Hall, 2013).

Figura 1.19 Estrutura do músculo esquelético

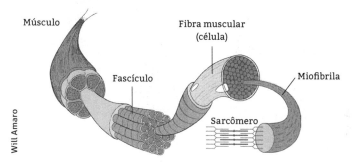

A tensão muscular desenvolve-se quando, nas miofibrilas, formam-se as pontes cruzadas entre os filamentos de actina e miosina. Se um músculo estiver alongado ao máximo e não houver uma sobreposição desses filamentos, não haverá pontes cruzadas e, portanto, não existirá tensão muscular. Da mesma forma, se o músculo estiver completamente encurtado, existindo uma sobreposição máxima entre os filamentos de actina e miosina, não será possível formar mais pontes cruzadas e também não será possível gerar mais tensão muscular. Embora esses extremos de alongamento e encurtamento, nos quais não há capacidade de gerar mais pontes cruzadas, não ocorram praticamente *in vivo*, é possível comprovar uma diminuição considerável na quantidade de força que se pode criar próximo aos extremos da amplitude contrátil. Essa redução de força denomina-se *insuficiência passiva*, quando ocorre no grande alongamento da estrutura contrátil, ou *insuficiência ativa,* quando o músculo está em grande encurtamento. Essas situações são mais fáceis de ser visualizadas em músculos biarticulares, como o reto femoral, ou no grupo muscular do isquiotibiais, pois, por apresentarem essa característica biarticular, é mais fácil encurtar ou alongar a estrutura, tanto pelo deslocamento da origem quanto da inserção.

Biomecanicamente, a função do músculo esquelético é gerar tensão através do sistema articular humano (ossos) para controlar e mover as articulações e, dessa maneira, provocar a motricidade e a sobrevivência da espécie. É muito importante pensar que o músculo também tem a importante função de manter a integridade articular, e não somente de mover as alavancas ósseas, como muitas vezes pensamos.

Ⅲ *Síntese*

O estudo da biomecânica é tão amplo que envolve todos os tipos de forças aplicadas no corpo humano e as respostas e interações, principalmente dos sistemas ósseo, articular e muscular, diante dessas forças.

Embora as áreas da biomecânica sejam divididas entre a cinemática e cinética, é fundamental que nós, profissionais da saúde, estudemos a grande variabilidade dos detalhes físicos e estruturais (anatomia) que existem entre as pessoas, porque eles determinarão as diferentes respostas do corpo humano frente às forças externas aplicadas sobre ele.

Tendo em vista que nossos corpos não são como máquinas moldadas, conhecer a biomecânica do sistema osteoarticular e muscular, bem como as funções, os movimentos e os mecanismos de lesão, fazem parte do nosso dia a dia na sala de musculação, no *personal training*, no esporte etc.

▪ Atividades de autoavaliação

1. Analise as seguintes afirmações:

   I. A biomecânica refere-se aos estudos das leis da física e conceitos da mecânica aplicados aos seres vivos.

   II. A análise cinemática preocupa-se com a descrição dos movimentos sem se ater às forças que os produziram. Ela divide-se em linear, angular e vetorial.

   III. A análise cinética, ao contrário da análise cinemática, estuda justamente as forças associadas ao movimento e pode ser dividida em linear e angular.

   IV. Tanto a análise cinemática quanto a cinética preocupam-se com a antropometria e a composição corporal antes de descrever os movimentos.

   Agora, assinale a opção correta:

   a) As afirmações I e II são verdadeiras, porém as afirmações III e IV são falsas.

   b) A afirmação I é verdadeira, e as afirmações II, III e IV são falsas.

   c) As afirmações I e III são verdadeiras, e as afirmações II e IV são falsas.

   d) Todas as afirmações são falsas.

   e) Todas as afirmações são verdadeiras.

2. Considere as assertivas:

   I. A força da gravidade e do atrito são chamadas de _____.

   II. As forças musculares e articulares têm origem dentro do corpo e, por isso, são chamadas de _____.

   III. A força de _____ é representada pela aplicação de cargas paralelas ao plano da secção transversal do osso.

   IV. A força de _____ tem direção oposta à de compressão, ou seja, ela promove o alongamento e estreitamento da estrutura através de cargas em direções externas.

Assinale a alternativa que apresenta a sequência das palavras para completar as lacunas corretamente:

a) forças externas; forças internas; cisalhamento; tração;
b) forças internas; forças externas; cisalhamento; tração;
c) forças externas; forças internas; compressão; rotação;
d) forças externas; forças compressivas; tração; rotação;
e) forças internas; forças compressivas; tração; rotação.

3. (Enade – 2016) A biomecânica utiliza como métodos de medição de seus parâmetros quantitativos a cinemetria, a eletromiografia, a dinamometria e a antropometria. A cinemetria é um método de medição cinemática que busca, a partir da aquisição de imagens da execução do movimento, observar o comportamento de variáveis dependentes, tais como: velocidade, deslocamento, posição e orientação do corpo e de suas partes. SANTOS, S. S.; GUIMARÃES, F. J. S. P. Avaliação biomecânica de atletas paraolímpicos brasileiros. **Revista Brasileira de Medicina do Esporte**, v. 8, n. 3, 2002 (adaptado).

Considerando a definição acima, avalie as asserções a seguir e a relação proposta entre elas.

I. A cinemetria é um componente relevante da biomecânica para o estudo dos movimentos corporais em atletas paralímpicos, por oferecer informações precisas sobre quais músculos são recrutados em cada movimento, sobre a atividade muscular durante o movimento, a intensidade e a duração do recrutamento muscular;

PORQUE

II. O esporte paralímpico caracteriza-se pela alta performance física e técnica de seus praticantes e pela busca do máximo desempenho possível em cada uma das modalidades;

A respeito dessas asserções, assinale a opção correta.

a) As asserções I e II são proposições verdadeiras e a II é uma justificativa correta da I.

b) As asserções I e II são proposições verdadeiras, mas a II não é uma justificativa correta da I.

c) A asserção I é uma proposição verdadeira e a II é uma proposição falsa.

d) A asserção I é uma proposição falsa e a II é uma proposição verdadeira.

e) As asserções I e II são proposições falsas.

4. Sobre as propriedades comportamentais do tecido muscular, analise as afirmações a seguir e assinale a alternativa que apresenta a sequência correta dos termos referentes às definições dos itens:

I. Corresponde à capacidade de produzir tensão muscular.

II. É a habilidade do músculo de realizar alongamento além do comprimento em repouso.

III. Refere-se à capacidade de responder a um estímulo, que pode ser eletroquímico ou mecânico.

IV. É a capacidade elástica do músculo em retornar seu comprimento de repouso logo após o estiramento.

a) Contratilidade; extensibilidade; irritabilidade; elasticidade.

b) Contratilidade; irritabilidade; extensibilidade; elasticidade.

c) Extensibilidade; contratilidade; irritabilidade; elasticidade.

d) Extensibilidade; contratilidade; elasticidade; irritabilidade.

e) Contratilidade; extensibilidade; elasticidade; irritabilidade.

5. Sobre os tipos de cargas aplicadas nas estruturas ósseas, analise as afirmações a seguir e indique V para verdadeiro e F para falso.

( ) A interpretação sobre as forças aplicadas nos ossos podem ser compreendidas em perpendiculares ou paralelas em relação ao plano da secção transversal do osso.

( ) A força de rotação é perpendicular em relação ao plano de secção transversal do osso e é aplicada fazendo com que eles girem em torno de seu próprio eixo.

( ) É muito comum que as forças atuantes sobre os ossos ajam de maneira conjunta, ou seja, submetendo-os a mais de um tipo de carga simultaneamente.

( ) A força de cisalhamento age gerando tendência a uma deformidade interna em uma direção angular.

( ) A força de compressão tem direção interna ao osso e sua tendência é a de promover o encurtamento e o alargamento da estrutura.

( ) A força de tração promove o alongamento e o estreitamento da estrutura através de cargas em direções internas.

Agora, assinale a alternativa que apresenta a sequência correta:

a) V; F; F; V; V; F.

b) V; F; V; V; V; F.

c) F; F; V; V; V; F.

d) V; V; V; F; V; F.

e) V; F; V; V; F; V.

▪ *Atividades de aprendizagem*

Questões para reflexão

1. Considerando a complexidade do corpo humano e os detalhes anatômicos presentes nas estruturas, reflita sobre a importância de estudar continuamente a anatomia humana para compreender como as forças externas e internas agem sobre o organismo e promovem estímulos e adaptações a essas estruturas.

2. Se durante qualquer exercício que realizamos estão presentes as forças, qual a importância de estudar biomecânica na nossa prática profissional? Após a leitura deste capítulo e ao longo de sua formação, você acredita que aprendeu o suficiente sobre essa disciplina ou julga que ela é uma das ciências que precisam ser aprofundadas durante toda sua carreira profissional, independentemente se você trabalha com objetivos de saúde ou *performance*? Reflita sobre sua resposta.

Atividade aplicada: prática

1. Faça uma busca virtual sobre aplicativos e *softwares* que possam auxiliar você no estudo da biomecânica, por meio de anatomia humana, análise cinemática ou cinética dos movimentos, e avalie aquele que mais se adequa às suas necessidades atuais para estudo e utilização com seus clientes.

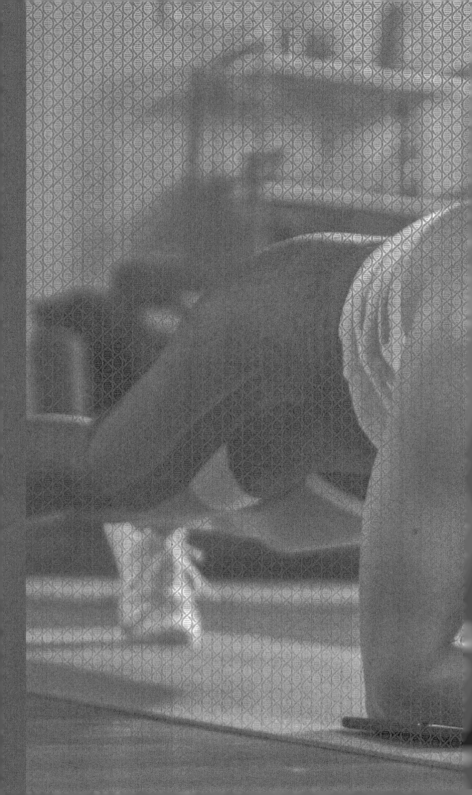

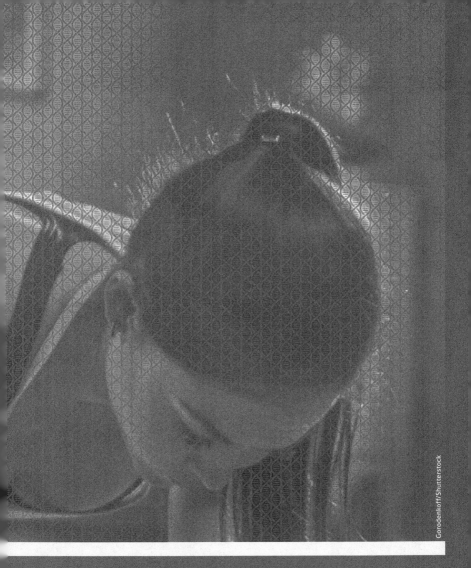

Capítulo 2

Biomecânica aplicada ao *core*

Nos últimos anos, percebemos que a palavra *core* está bem difundida entre profissionais que trabalham com exercício físico, saúde e *performance*. Entretanto, a região compreendida pelo *core* e a lista dos músculos que o constituem diferem um pouco entre publicações e, portanto, não existe uma lista única de músculos pertencentes a esse agrupamento. Muitos autores incluem nessa região desde músculos que se inserem nas escápulas até os que chegam próximos ao joelho. Todavia neste livro, preferimos dar ênfase aos músculos da região abdominal quando abordarmos o *core* e, assim, fazemos uma distinção entre os conjuntos de músculos que compreendem três núcleos extremamente importantes e específicos do corpo humano: o *core*, o *shoulder core* (Py citado por Matos, 2014) e o *hip core*.

Os conceitos de *shoulder core* e *hip core* são novos na literatura, mas fundamentais para ser estudados individualmente, compreendendo a anatomia, as funções e os detalhes dessas regiões. Tanto para saúde quanto para *performance*, conhecer as particularidades desses outros dois núcleos do corpo permite ao profissional otimizar a prescrição e a orientação dos exercícios, motivo pelo qual serão tratados nos capítulos seguintes.

2.1 Conceito e anatomia do *core*

A palavra *core* é de origem inglesa e tem tradução no português como "centro" ou "núcleo". Há muitos anos, ela tem sido utilizada por profissionais da saúde para representar a parte central do corpo que inclui as regiões abdominal, lombar e pélvica. Contudo, em razão do número de músculos e dos detalhes dessas regiões, preferimos destacar três núcleos do corpo e incluir no *core* apenas os músculos mais centrais que compreendem, principalmente, as regiões abdominal e lombar (Figura 2.1), excluindo, assim, a região abaixo da linha da crista ilíaca (*hip core*) e também os músculos da região escapular (*shoulder core*). Essa distinção é importante para se ter em perspectiva esses três centros no corpo humano, que necessitam ser estudados a fundo e corrigidos durante quase todos os exercícios físicos, pois constituem uma base sólida de suporte para a estabilidade e a mobilidade de tronco, membros inferiores e membros superiores. Nesse sentido, descrevemos a origem, a inserção e a ação dos músculos que compreendem a região do *core*, considerando o corpo na posição fundamental, no Quadro 2.1.

Figura 2.1 Core: núcleo da região abdominal

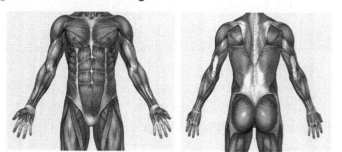

Linda Bucklin/Shutterstock

Quadro 2.1 Descrição dos músculos do *core*, suas origens, inserções e movimentos realizados, considerando a postura fundamental e em pé

Core	Origem	Inserção	Ação
Diafragma	- Região costal: últimas 6 costelas. - Região lombar: 3 primeiras vértebras lombares (podendo ser duas). - Região esternal: Processo xifoide (parte interna).	- Tendão central [4]	- Abaixa o tendão central do diafragma e aumenta o volume torácico na inspiração

(continua)

(Quadro 2.1 – continuação)

Core	Origem	Inserção	Ação
Reto do abdômen	- Crista púbica[1,2,3,4].	- 5ª a 7ª cartilagens costais e processo xifoide [4].	- Flexão da coluna vertebral[1,2,3,4]; pressiona cavidade abdominopélvica[1,2]; respiração abdominal[2]. - Eleva a pelve posteriormente*[4]
Oblíquo externo	- Borda das 8 costelas inferiores[1,2,3,4].	- Metade anterior da crista ilíaca e linha alba[1,2,3]; ligamento inguinal[2,3]; tubérculo púbico [2]. - Da aponeurose abdominal a linha alba [4].	- Flexão e rotação para hemilado oposto da coluna vertebral[1,2,3,4]; flexão lateral do tronco [2,3]; flexão da coluna e comprime a cavidade abdominopélvica[1,4].
Oblíquo interno	- Crista ilíaca e fáscia torácico lombar[1,2,3]. - Ligamento inguinal[2,3].	- Últimas 4 costelas[1,2,3]. - Linha alba e crista púbica[1,2].	- Flexão e rotação da coluna vertebral[1,2,3]. - Comprime a cavidade abdominopélvica[1,2]; e respiração abdominal[1].
Transverso do abdômen	- Últimas 6 cartilagens costais e crista ilíaca[1,2,3]; vértebras lombares e crista púbica[1,2]; ligamento inguinal e linha alba [2,3].	- Linha branca e crista púbica [1,2,3]; aponeurose abdominal até a linha alba[3].	- Pressiona a cavidade abdominopélvica[1,2,3]; respiração abdominal [2,3].

(Quadro 2.1 – conclusão)

Core	Origem	Inserção	Ação
Ílio costal	- Sacro e 5 ultimas costelas[1,2,3]; processos espinhosos das vértebras lombares e crista ilíaca[1,2].	- Processos transversos cervicais e costelas[1,2,3].	- Extensão e flexão lateral da espinha[1,2,3].
Longuíssimo	- Processos espinhosos das vértebras lombares, 6 últimas torácicas[1,2,3].	- Vértebras torácicas superiores e cervicais; costelas[1]; processo mastoideo[3].	- Extensão da coluna vertebral[1,2,3]; flexão lateral[1,3].
Espinhal	- Vértebras lombares superiores, torácicas inferiores e 7ª cervical[1,2,3].	- Vértebras torácicas superiores e cervicais[1,2,3].	- Extensão da coluna vertebral[1,2,3]; flexão lateral da espinha[3].
Multífido	- Sacro, ílio, processos transversos das vértebras lombares, torácicas e cervicais inferiores[1,2,3].	- Processos espinhosos das vértebras lombares, torácicas e cervicais[1,2,3].	- Extensão, rotação da coluna vertebral para o lado oposto[1,2,3].
Quadrado lombar	- Crista ilíaca posterior[4].	- Última costela e 1ª a 4ª vértebras lombares.	- Flexiona lateralmente o quadril* para o mesmo lado. - Ajuda na flexão lateral (mesmo lado), e na extensão da coluna.

2.2 Biomecânica da coluna vertebral

A coluna vertebral humana apresenta uma estrutura fascinante. Ela promove uma mistura de estabilidade e com mobilidade imprescindíveis para diferentes tipos de atividades, desde um simples sentar no sofá até as atividades esportivas mais exigentes.

Em razão dessa complexidade, a compreensão desse órgão passa a ser singular e, ao mesmo tempo, fundamental para o profissional que visa à integridade dessa estrutura relacionada à saúde ou à *performance* de seus clientes.

Funções e movimentos

Entre as funções da coluna vertebral está a de proteger as estruturas neurais (medula e suas raízes), além de dar suporte para os movimentos entre os membros superiores e inferiores. Ela também proporciona amplitudes nos movimentos do tronco de flexão, extensão, flexão lateral e rotação (Figura 2.2).

Figura 2.2 Movimentos naturais da coluna vertebral

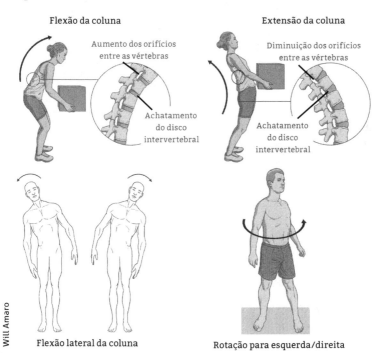

Ao mesmo tempo que a coluna necessita ser rígida (fazendo jus ao próprio nome), em muitas situações ela precisa estar maleável para proporcionar movimentos fáceis e com economia de esforço. A chave é entender como e quando trabalhar cada função da coluna na rotina diária e nos exercícios físicos. Basicamente, quando a estrutura recebe cargas com intensidade ou volume considerável, sendo esses parâmetros bem dependentes das características individuais, é fundamental que ela mantenha suas curvaturas fisiológicas preservadas (Figura 2.4) para melhorar a capacidade de dissipação dessas cargas, principalmente sobre os discos intervertebrais. Em outras circunstâncias, quando há baixa carga e controle do movimento, realizar exercícios para ganhar ou manter as amplitudes normais de movimento é indispensável para a saúde da estrutura. Infelizmente, essa regra básica tem sido esquecida por muitos profissionais que deveriam priorizar a saúde de seus clientes.

É comum observarmos exercícios prescritos por profissionais que aumentam consideravelmente as forças de compressão e cisalhamento na coluna, porém sem a manutenção adequada das curvaturas fisiológicas e também nenhuma orientação para isso. Um exemplo são os agachamentos realizados com grande sobrecarga e amplitude em que, normalmente, no final da fase excêntrica, há uma retificação ou perda da curvatura fisiológica da lombar. Exercícios realizados dessa forma aumentam a compressão na parte anterior dos discos intervertebrais e projetam o núcleo pulposo posteriormente, o que, dependendo de fatores, pode aumentar os riscos de desenvolvimento de uma protusão discal ou hérnia de disco (Marshall; McGill, 2010). Outro exemplo é no exercício *pistol squat*, em que é muito difícil manter as curvaturas da coluna lombar preservadas (Figura 2.3).

Figura 2.3 Exercício *pistol squat* e a retificação da coluna lombar

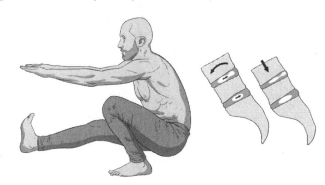

Will Amaro
Artsplav/Shutterstock

No esporte de alto rendimento, às vezes a coluna realiza movimentos não saudáveis à estrutura, mas que são necessários para atingir a máxima *performance* na modalidade. Um exemplo é no movimento de arranco no levantamento de peso olímpico. Para o atleta entrar em baixo da barra, é necessário que realize um agachamento profundo e, naqueles que não têm mobilidade suficiente para o movimento, haverá a retificação da região lombar. Trata-se de uma situação inevitável para que seja possível atingir melhores marcas, mas que, ao mesmo tempo, aumenta o risco de lesões nos discos da coluna vertebral.

Essas situações precisam ser diferenciadas pelos profissionais com foco em saúde, os quais devem compreender e orientar seus clientes para a manutenção das curvaturas fisiológicas em exercícios que exijam grande estabilidade da coluna vertebral. Quando o cliente não é atleta profissional, mas tem interesse em realizar os exercícios da modalidade, é de nossa responsabilidade compreender os mecanismos de lesão e alertar esse cliente dos riscos que sofrerá optando pela execução completa dos movimentos esportivos. Caso o cliente entenda e prefira reduzir os riscos, nós, profissionais, podemos adaptar os movimentos, que não serão mais exatamente como no esporte (ex.: reduzindo as amplitudes articulares), mas, assim, reduziremos os riscos para a coluna e outras articulações.

▪ Estrutura

Na estrutura da coluna existem 33 vértebras, sendo 24 delas móveis e que contribuem para os movimentos do tronco. Quando sobrepostas, essas vértebras formam quatro curvaturas que permitem uma melhor absorção de cargas axiais, como em um mecanismo parecido a uma mola (Figura 2.4).

Figura 2.4 Coluna vertebral humana

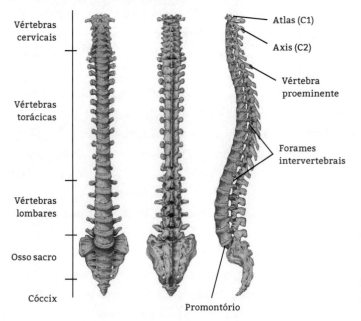

▪ Coluna cervical

Sete delas são as vértebras cervicais e formam a primeira curvatura da coluna: a lordose cervical. Essa curvatura forma uma concavidade para o lado posterior do corpo e assume esse arqueamento nos primeiros anos de vida, quando o bebê começa a levantar a cabeça.

As duas primeiras vértebras, o atlas (C1) e o axis (C2), são as únicas que apresentam estruturas diferentes comparadas às outras vértebras cervicais (C3 a C7).

O **atlas** não tem corpo vertebral e sua forma é parecida com um arco. Essa vértebra não tem processo espinhoso, porém conta com grandes processos transversos. O nome *atlas* é dado em razão de ela sustentar o globo da cabeça, assim como o titã da mitologia grega.

A articulação entre o atlas e o crânio é chamada *atlantoccipital* e, nessa região, a cabeça realiza seus movimentos entre 10° e 15° de flexão e extensão (White; Panjabi, 1978).

A segunda vértebra, o **axis**, tem esse nome por formar um eixo de rotação para a cabeça. Sua característica peculiar é o dente do axis: um pilar ósseo que se projeta desde a superfície superior e se encaixa no atlas, travando essa vértebra em uma articulação giratória. Por esse motivo, a articulação formada entre o atlas e o axis é responsável por 50% da rotação nas vértebras cervicais e nos permite girar a cabeça de um lado para o outro (White; Panjabi, 1978).

O restante das vértebras cervicais (C3 a C7) tem características semelhantes às vértebras torácicas e lombares, com corpo vertebral, processos transverso e espinhoso etc. Apesar de ser parecida com as demais, a vértebra C7 tem um processo espinhoso longo e proeminente, o que facilita sua identificação de forma visual ou na anatomia palpatória.

Em razão dos curtos processos espinhosos, do formato dos discos intervertebrais e da orientação das facetas articulares, a mobilidade da coluna cervical é maior que em qualquer outra parte da coluna. A média de amplitude entre máxima flexão e extensão foi de 68° para homens e de 76° para mulheres; na flexão lateral, a média foi de 45° tanto para homens quanto para mulheres; e a média de máxima rotação foi de 145° para homens e de 139° para mulheres (Lind et al., 1989).

Com o avanço da idade, verifica-se uma gradativa perda da mobilidade cervical, e os movimentos de extensão, flexão lateral e rotação são os que sofrem maior redução, iniciando após a terceira década de vida (Lind et al., 1989). Isso mostra, mais uma vez, a importância do profissional da saúde para a manutenção da mobilidade cervical e saúde de seu cliente.

Coluna torácica

As vértebras torácicas são compostas de 12 vértebras (T1 a T12), que formam a segunda curvatura da coluna, a cifose torácica – uma convexidade para o lado posterior do corpo. Nos idosos, essa região tende a ficar mais proeminente por motivos como fraqueza muscular, desidratação e degeneração dos discos intervertebrais. Assim como em uma pirâmide, em que a base precisa ser mais ampla para sustentar o topo, a vértebra T12 tem maior tamanho em relação às primeiras vértebras torácicas.

Por várias razões, essa região tem baixa mobilidade incluindo a orientação das facetas articulares, dos longos processos espinhosos que ficam sobrepostos e, principalmente, pela conexão com as costelas, que limitam sua movimentação. É justamente essa conexão que distingue essas vértebras das demais, pois ali estão localizadas as fóveas costais (Figura 2.5).

Figura 2.5 **Vértebra torácica**

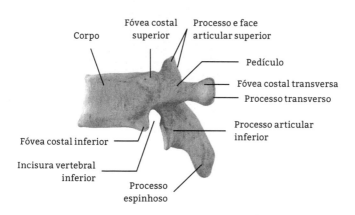

A amplitude média de movimento para flexão e extensão na região torácica é de 48°, a média para flexão lateral é de 31° e, com relação à rotação, a média é de 74° (Ashton-Miller; Schultz, 1997).

Em razão da redução nas amplitudes dessa região da coluna e de características dos discos intervertebrais da coluna torácica, lesões discais nessa região não são tão comuns como em outras regiões da coluna.

Coluna lombar

A coluna lombar é constituída das cinco maiores vértebras da coluna vertebral (L1 a L5), que formam uma concavidade para o lado posterior do corpo – a lordose lombar. Em uma visão transversal, os corpos das vértebras lombares são mais largos nas laterais do que no diâmetro anteroposterior. Esse é um dos motivos que permitem que a coluna lombar tenha mais estabilidade nos movimentos de flexão lateral e rotação e maior mobilidade na flexão e extensão do tronco. Outro motivo está relacionado à posição das facetas articulares que direcionam o movimento nas articulações intervertebrais.

Habitualmente, as vértebras lombares são as mais altas da coluna, e os discos da região lombar também são bastante espessos, sendo os maiores encontrados entre as vértebras L4-L5 e L5-S1. A amplitude de movimento dessa região é grande em flexão (52°) e extensão (16°), mas também tem um pequeno movimento em flexão lateral (22°) e pouquíssima rotação (7°) (Ashton-Miller; Schultz, 1997).

A despeito dessa grande flexão, é importante identificar o que ocorre na articulação quando ela é realizada. No início da flexão, a vértebra superior desliza para a frente e se inclina sobre a vértebra que está na parte de baixo. Esse movimento aplica uma força compressiva na parte anterior dos ligamentos e do disco intervertebral e, consequentemente, incentiva o deslocamento do núcleo pulposo para a parte posterior.

Na região posterior, as porções superiores dos processos articulares deslizam superiormente sobre as facetas inferiores, gerando uma força de compressão entre as facetas e uma força de cisalhamento transversalmente ao lado das facetas. Essa força é controlada pelos ligamentos posteriores, cápsulas articulares, músculos posteriores, face e fibras posteriores do anel fibroso.

Sacro e cóccix

O sacro apresenta cinco vértebras fundidas entre si. Sua forma é de pirâmide invertida, com a base voltada para cima e o topo para baixo. Em sua parte superior, ele faz articulação com a quinta vértebra lombar (L5) e, na parte inferior, com o cóccix. O cóccix tem quatro vértebras também fixas entre si e é a parte mais inferior da coluna vertebral. Essas estruturas formam uma convexidade para o lado posterior do corpo.

Discos intervertebrais

A coluna tem 23 discos entre as vértebras, que funcionam de maneira a conferir a ela, principalmente, flexibilidade. Essas estruturas são constituídas de tecido cartilaginoso, formados pelo anel fibroso em sua parte externa e, em sua parte interna, por uma estrutura chamada de *núcleo pulposo* (Figura 2.6). O anel fibroso é constituído de camadas (lamelas), que cercam e mantém sob pressão permanente o núcleo pulposo.

Figura 2.6 Estrutura do disco intervertebral

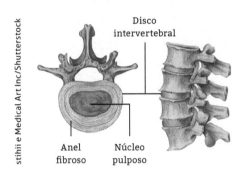

Como esse tecido cartilaginoso não é vascularizado, há uma grande dificuldade para a recuperação de lesões nessa estrutura, pois, sem circulação sanguínea, os processos inflamatórios e reparativos naturais são incapazes de alcançar a área danificada da cartilagem (Buckwalter; Brown, 2004). Dessa forma, há um grande desafio para os profissionais da saúde com relação aos estudos da prevenção de lesões e desgastes nessa estrutura nobre do corpo.

Para se nutrir, os discos dependem de um sistema de compressão e descompressão, basicamente realizado quando estamos em pé e deitados, respectivamente. Como uma esponja, essas estruturas são pressionadas na rotina diária, principalmente pela ação da gravidade paralela ao corpo, fazendo com que o líquido extravase do interior para o exterior, em um processo de desidratação. Ao deitarmos, o disco absorve líquidos do meio externo para dentro do núcleo e se alimenta, em um processo de hidratação (Adams; Dolan, 1995).

Grande parte da altura da coluna deve-se à altura dos discos intervertebrais, e vários processos degenerativos provocarão a diminuição da estatura, influenciados por fatores como envelhecimento, excesso de álcool, sedentarismo, má postura, tabagismo e obesidade. Observe que, entre as variáveis citadas, apenas o envelhecimento é inevitável, todos os outros podem ser evitados e/ou tratados com a ajuda de profissionais da saúde.

Entre as funções dos discos estão a de suportar e a de distribuir cargas na coluna vertebral, além de permitir e restringir o movimento excessivo das vértebras. Eles que garantem a mobilidade natural da coluna em razão de sua composição elástica e do deslocamento do núcleo pulposo na estrutura cartilaginosa. Em virtude dessa função, qualquer alteração no disco prejudicará a mecânica da coluna, aumentando o risco de dores e incapacidades indesejadas.

Como são menos rígidos que as vértebras, os discos são as estruturas mais afetadas da coluna vertebral e, também, as que têm provocado grandes prejuízos para o homem moderno, relativamente a queixas de dores, abstenção no trabalho ou gastos públicos empregados em tratamentos de enfermidades relacionadas a essa parte do corpo.

Mecanismos de lesões

A coluna conta com características que conferem mobilidade e estabilidade em movimentos da vida diária e na prática de exercícios físicos. Entretanto, estudo e orientações adequados para a prevenção de lesões nessa estrutura são essenciais para o profissional da saúde que pretende realizar a manutenção saudável e evitar desgastes desnecessários nesse segmento do corpo de seus clientes.

Quando, **por que** e **com quem** o profissional utilizará técnicas de mobilidade e estabilidade são os fatores básicos e indispensáveis que o profissional deve conhecer antes de aplicar e orientar exercícios que promovam sobrecargas na coluna vertebral. Por exemplo: **Quando vou realizar exercícios que exijam estabilidade e quando utilizarei os de mobilidade? Por que estou utilizando tal exercício de estabilidade e qual seu objetivo? Com quem utilizarei os exercícios: com um atleta que necessita de tal movimento ou com um adulto que apenas quer emagrecer?**

O que é muito comum, atualmente, são clientes que buscam saúde e qualidade de vida para realizar as atividades do dia a dia, com disposição e sem dor, e que estão sendo mal orientados por profissionais que desconhecem a estrutura da coluna, seus principais mecanismos de lesão e, principalmente, como evitá-los.

Em uma orientação fundamental, explica-se que não é saudável trabalhar grandes amplitudes da coluna associadas a grandes sobrecargas, independentemente da direção das forças que estão incidindo no corpo humano. Para a coluna manter suas estruturas íntegras, os músculos que a estabilizam geram forças que incidem sobre os discos intervertebrais. Caso a coluna esteja flexionada anteriormente ou lateralmente, estendida ou rodada, a capacidade dos discos intervertebrais de absorver essas sobrecargas ficará prejudicada. Portanto, a melhor maneira de absorver as forças, internas ou externas, é manter a coluna sob suas curvaturas fisiológicas preservadas (Figura 2.4).

As forças internas que atuam sobre a coluna podem ser a tensão dos músculos adjacentes, a tensão nos ligamentos espinais ou a pressão intra-abdominal. As forças externas incluem a força da gravidade aplicada ao próprio corpo ou a qualquer outro objeto que também esteja aplicando força no corpo humano, como uma barra nos ombros ou halteres nas mãos. Ainda nas cargas externas mais comuns durante exercícios, podemos citar o uso de elásticos, da resistência do meio aquático e do atrito, que também aplicam forças externas à estrutura corporal.

Para visualizar a força externa da gravidade sobre o corpo e suas implicações na coluna, vamos verificar, primeiramente, a posição em pé. Nessa posição, o centro de gravidade total do corpo está posicionado anteriormente à coluna vertebral, o que coloca a coluna sob um constante torque flexor, exigindo, consequentemente, uma ação dos músculos extensores para mantê-la ereta (Figura 2.7).

Figura 2.7 Posição aproximada do centro de gravidade no corpo humano

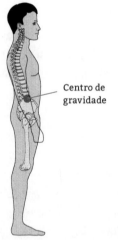

Centro de gravidade

Blamb/Shutterstock

Conforme o tronco ou os braços são flexionados, os braços de torque (abordaremos com mais detalhes o conceito de braço de torque no Capítulo 5) também se ampliam, contribuindo para o aumento do torque flexor e para o aumento da tensão compensatória dos músculos extensores do tronco (Hall, 2013). Como esses músculos extensores têm pequenos braços de torque em relação às articulações vertebrais, eles precisam gerar muito vigor para contrabalançar as forças produzidas sobre a coluna vertebral pelo peso dos segmentos corporais e das cargas externas aplicadas na estrutura (Figura 2.8).

Figura 2.8 Torques gerados na coluna vertebral ao carregar um objeto

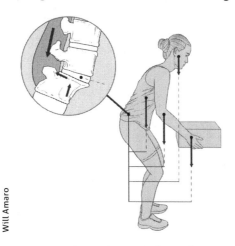

Will Amaro

Dessa mesma maneira, o aumento da gordura corporal, como o da gordura visceral, anterior à coluna fornece maior torque em flexão, gerando, consequentemente, o aumento da tensão dos músculos extensores para realizar a manutenção da postura ereta da coluna e, portanto, maior compressão discal. Alguns estudos constataram que, tanto em homens quanto em mulheres, um alto índice de massa corporal (IMC) está significativamente associado com o aumento da prevalência de dores na lombar (Heuch et al., 2010; Deyo; Bass, 1989). Assim, a prevenção ao sobrepeso ou obesidade já é, em si, um benefício mecânico para a saúde da coluna.

As dores na região da lombar, conhecidas como *lombalgia*, são um problema bastante recorrente. Cerca de 75% a 85% de toda a população mundial terão dores nas costas em algum momento da vida, além de essa ser a causa mais frequente de limitações nas atividades diárias em pessoas com menos de 45 anos (Rubin, 2007; Ehrlich, 2003).

Apesar de existirem muitas variáveis associadas à lombalgia, como atividade laboral e fatores ambientais, o estresse mecânico desempenha um fator significativo ao desenvolvimento das dores nas costas (Ibrahimi-Kaçuri et al., 2015; Freburger et al.,

2009). Dependendo do tipo de carga aplicada na coluna, com suas características de intensidade e volume, como em cargas baixas e muitas repetições ou em altas cargas e poucas repetições, isso proporcionará maior risco de lesão (Hall, 2013).

Há algum tempo, a aplicação de estresse em vértebras de cadáveres humanos e de animais com cargas em compressão, associadas à flexão, extensão e rotação da coluna estão sendo estudadas. Apesar da diversidade na quantidade de forças de compressão aplicadas e número de repetições dos movimentos da coluna, em todos os estudos foram encontradas alterações estruturais nos discos ou nas articulações intervertebrais (Marshall; McGill, 2010; Adams et al., 2000; Drake et al., 2005). Os resultados mostraram que os movimentos de rotação, associados a múltiplos movimentos de flexão e extensão, aumentaram o desgaste radial no ânulo fibroso dos discos, ou seja, os discos sofreram danos no anel fibroso, que tem a função de contenção do núcleo pulposo. Além disso, movimentos repetitivos em flexão (± 6.000) geraram um desvio posterior ou póstero lateral do núcleo pulposo, provocando hérnia de disco em cerca de 60% dos casos (Marshall; McGill, 2010). Podemos imaginar que 6 mil repetições seguidas estão distantes da nossa realidade nas atividades do dia a dia, porém, se pensarmos a longo prazo e em repetições com má postura durante os exercícios físicos (como agachamentos fletindo a coluna lombar), em poucos meses é possível chegar a esse número de flexões.

Nas tarefas da vida diária como sentar, deitar ou pegar um objeto do chão, também há grande variação da pressão intradiscal (Wilke et al., 1999) (Figura 2.9). Entretanto, o tempo de atividade e o número de repetições podem aumentar o risco de lesões no disco. Após 30 minutos de flexão vertebral repetitiva, o que pode ocorrer em atividades laborais ou em modalidades esportivas, a rigidez da coluna é reduzida e a deformação dos discos é associada ao alongamento dos ligamentos vertebrais, resultando em padrões alterados de carga que podem predispor o sujeito a uma lombalgia (Parkinson; Beach; Callaghan, 2004).

Figura 2.9 Variação da pressão intradiscal nas atividades do dia a dia

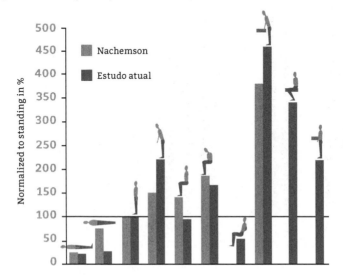

Os problemas associados a alterações nos discos intervertebrais são comuns, e a maior parte das pessoas que busca tratamentos terapêuticos ou profiláticos já se queixa de algum tipo de dor. Isso acontece porque as dores relacionadas à coluna, em grande parte, já configuram algum tipo de anormalidade nos discos, como um desgaste, uma desidratação, uma protrusão ou uma hérnia. Como essas estruturas são de difícil recuperação, por não serem vascularizadas, a busca por soluções nessa fase do tratamento é paliativa, pois o segredo para uma coluna saudável e sem dor é poupá-la e fortalecê-la em um processo inteligente de cuidado com a postura diária e de exercícios físicos específicos e bem orientados.

2.3 Estrutura funcional da coluna

Nossa coluna conta com uma estrutura que permite sua estabilização enquanto a força é transmitida para membros superiores e inferiores, mas também apresenta características que permitem sua mobilização em todos os três planos do espaço (frontal, sagital e transverso). Ambas possibilidades são fundamentais para gerar segurança ao movimento da coluna em atividades funcionais do dia a dia (Figura 2.10).

Figura 2.10 Estabilidade e mobilidade da coluna vertebral nas atividades funcionais

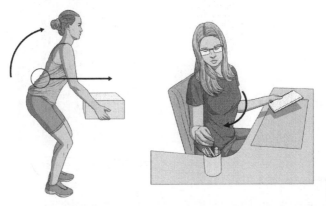

Will Amaro

Como o movimento entre vértebras adjacentes é pequeno, as atividades feitas pela coluna quase sempre envolvem vários segmentos. Essa mobilidade é restringida pela força dos músculos do *core* ou das estruturas anatômicas que variam ao longo das regiões lombar, torácica e cervical da coluna vertebral.

Durante a prática de exercícios físicos, um detalhe primordial que deve ser levado em consideração é que os discos intervertebrais apresentam características que promovem melhor absorção das cargas impostas quando a estrutura óssea (vértebras) está em posição neutra ou respeitando as curvaturas fisiológicas naturais da coluna (Figura 2.4). Isso quer dizer que, quando ela está fletida, estendida ou rodada, é interessante evitar qualquer tipo de exercício que promova sobrecarga intensa ou repetitiva na estrutura da coluna.

Nessa situação, é comum receber a pergunta: *Mas qual é a intensidade que devo evitar?* Os parâmetros de intensidade ou de números de repetições para cada indivíduo são extremamente difíceis de ser determinados, pois são inúmeras as variáveis que aumentam ou diminuem o risco de uma futura lesão, como genética, atividade laboral, lesões anteriores etc. Entretanto, movimentos com muitas repetições e com baixa sobrecarga foram suficientes para promover 60% de hérnia de disco entre as vértebras estudadas (Marshall; McGill, 2010).

Considerando isso, a consciência e a responsabilidade do profissional da saúde com relação à correção e à proteção da estrutura da coluna de seu cliente deve ser habitual e em todos os exercícios. A impossibilidade de visualizar constantemente a real situação das vértebras e dos discos intervertebrais dos alunos nos faz, muitas vezes, negligenciar alguns cuidados no treinamento. Entender que os discos não têm inervação em sua ampla estrutura e, portanto, que não podem alertar seus desgastes contínuos, pelo tempo ou por exercícios inapropriados, fará com que o profissional seja mais prudente e cuidadoso na orientação dos exercícios físicos. Se os discos intervertebrais não podem alertar, através da sensação de dor, que estão degenerando-se com posturas ou exercícios inadequados que estamos realizando, quando a sensação aparecer, significará que já há um dano maior na estrutura, que, muitas vezes, é irreversível em razão da dificuldade de regeneração desses tecidos cartilaginosos.

2.4 Funções do *core*

2.4.1 Estabilização e mobilização

Com o fortalecimento dos músculos do *core*, somos capazes de gerar estabilidade e mobilidade saudável para a articulação da coluna. A estabilização é importante quando sobrecargas compressivas, tensivas, rotacionais ou de cisalhamento são impostas à estrutura da coluna, e os músculos que a estabilizam têm o papel de suportar essas cargas mantendo a estrutura em segurança. Para isso, a manutenção da postura neutra da coluna é fundamental, pois os discos intervertebrais suportam mais carga sem ser danificados quando a coluna está com suas curvaturas fisiológicas preservadas e com baixa carga axial (Wilke et al., 1999).

Para manter a estabilidade da coluna, uma **caixa de contenção** deve ser criada a partir dos músculos que envolvem essa estrutura. Muitas técnicas podem ser utilizadas, e em especial uma chamada *bracing* tem-se destacado (Vera-Garcia et al., 2007). O *bracing* é uma técnica para contração de vários músculos ao redor do *core* e, consequentemente, produz estabilização da coluna (Figura 2.11). Essa contração, apesar de gerar uma leve carga compressiva na coluna (Vera-Garcia et al., 2006), é capaz de provocar uma contração nos músculos da região lombar, de aumentar a estabilidade do tronco e de reduzir o deslocamento da coluna lombar em situações de rápida contração ou perturbação, como em um empurrão, por exemplo.

Figura 2.11 *Bracing* abdominal e a contração dos músculos ao redor do abdômen

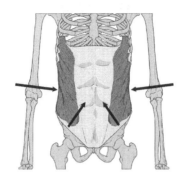

Will Amaro

É importante destacar os principais músculos que fazem essa estabilização e quais são as dicas que o profissional da saúde pode oferecer aos clientes para solicitar a manobra de *bracing*. Comumente, profissionais pedem aos seus alunos para **contraírem o abdômen**, mas será que isso é suficiente para garantir um bom b*racing* abdominal e, consequentemente, um aumento da segurança para a coluna? Quais são os músculos que seu cliente contrai quando é solicitado apenas que ele contraia o abdômen?

Perguntas de difícil resposta, pois essa é uma solicitação muito abrangente e de difícil entendimento para a maior parte de nossos clientes. Como existem muitos músculos na região do abdômen, vários podem ser os movimentos após o comando de contração dessa região. Assim, vamos identificar os principais músculos e comandos que o profissional poderá oferecer aos alunos para garantir uma boa manobra de *bracing* abdominal e assegurar a saúde da coluna.

Lembre que o *bracing* abdominal é uma técnica para contração de vários músculos ao redor do *core*, a qual resulta na estabilização da coluna e, portanto, durante a utilização desse procedimento, a coluna deve permanecer neutra e sem movimento.

As dicas e as imagens dadas a seguir para cada grupo muscular são ótimas para a facilitação do aprendizado e o entendimento dos músculos a serem contraídos.

▦ Reto do abdômen

Como sua origem e inserção está no púbis e nas cartilagens costais/processo xifoide, respectivamente, a intenção de contração do reto abdominal, quando o corpo estiver em decúbito dorsal ou em pé, será de flexão da coluna. Dessa forma, solicitar ao cliente que ele intencione aproximar as costelas do púbis, ou tente *derreter* ou *murchar* as costelas para a região abdominal, irá estimulá-lo a realizar uma contração eficiente desse músculo. Lembre que se trata de uma intenção de contração e, portanto, não é para o cliente fletir a coluna, mas contrair o reto do abdômen, gerando tensão nesse músculo sem movimento na articulação vertebral. Comumente, visualizamos as últimas costelas salientes de alguns clientes em movimentos como agachamento, prancha abdominal etc., e essa dica fará com que as costelas fiquem menos proeminentes na região do abdômen.

▦ Oblíquos

A direção das fibras dos oblíquos interno e externo são, em sua maioria, diagonais em relação ao eixo longitudinal do corpo e se prendem nas costelas e na crista ilíaca. Essa direção de fibras permite uma rotação da coluna, uma flexão e uma flexão lateral. Uma boa dica para a contração dos oblíquos, mas permanecendo com a coluna neutra, é *fechar as costelas* como se o aluno quisesse reduzir o tamanho ou a largura da caixa torácica.

▦ Eretores da coluna (ílio costal, longuíssimo, espinhal)

O conjunto de músculos que compõem os eretores da coluna não permite que ela seja fletida quando os músculos reto abdominal e oblíquos são ativados. De maneira isométrica, os eretores contraem-se no momento em que os abdominais tracionam as costelas em direção à pelve, pois formam o grupo de músculos antagonistas ao movimento. Nesse instante, forma-se uma parede rígida de músculos, posterior à coluna, e, assim, cria-se uma camada anterior e posterior para a estabilização.

▦ Transverso do abdômen

Como seu próprio nome indica, o transverso do abdômen tem direção transversa ao eixo longitudinal do corpo. Como sua inserção está na linha alba, o que mais facilmente é visualizado no corpo durante sua contração é a aproximação do umbigo à coluna. Portanto, a melhor dica para que o cliente realize a contração do transverso é solicitando que seu umbigo seja *puxado* para dentro do abdômen.

A direção transversal desse músculo no abdômen pode ser comparada a outro acessório bastante utilizado em salas de musculação e no levantamento de peso olímpico, o chamado *cinturão* ou *cinto de musculação*. Assim como esses cintos recobrem a região lombar e abdominal, o músculo transverso também apresenta a mesma característica, o que mostra sua importância para a estabilização dessa região. Um bom fortalecimento desse músculo permite que as atividades da vida diária e os exercícios sejam feitos com muito mais segurança para a região lombar e possibilita que o cinto de musculação seja usado remotamente, apenas em atividades esportivas de maior risco ou de testes de 1RM (repetição máxima), por exemplo.

É muito comum, quando solicitamos aos clientes a contração do abdômen, que eles realizem apenas a contração do transverso do abdômen, puxando o umbigo em direção a coluna. Essa manobra, que está cada vez mais comum, é interessante de ser realizada para a consciência corporal e apresenta vários benefícios relacionados à saúde, entretanto, para a estabilização da coluna durante exercícios de força, essa manobra deverá ser utilizada em conjunto com as outras contrações mencionadas anteriormente, de reto abdominal e de oblíquos. Nesse caso o umbigo não se aproxima tanto da coluna porque o músculo reto do abdômen está contraído, porém a associação das forças desses grupos musculares é o que propicia maior segurança e estabilização para a coluna vertebral.

2.4.2 Postura neutra e estética

Outro benefício do fortalecimento do *core*, além do melhor controle e absorção de sobrecargas aplicadas na coluna, reside na manutenção da postura neutra vinculada à estética corporal. O fortalecimento dessa região central é a base para proporcionar a harmonia de um corpo alinhado, considerando todas as partes, como cabeça, ombros, peito, costas, quadris, joelhos e pés.

O equilíbrio estético do corpo depende do ajuste de todos esses componentes, afinal, para ele se manter vertical, as partes devem estar equilibradas sobre a base de apoio: o pé. Assim, se a barriga está projetada para a frente, outra parte do corpo terá de ir para trás para contrapor esse movimento, o que esteticamente não é considerado bonito nos padrões atuais definidos pela sociedade. A Figura 2.12 demonstra os ajustes corporais necessários para garantir um bom equilíbrio entre as proporções corporais.

Figura 2.12 Ajustes das estruturas corporais para manutenção da postura em pé

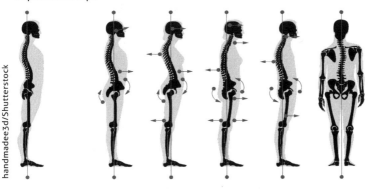

handmadee3d/Shutterstock

2.5 Patologias comuns na coluna

2.5.1 Protrusão discal

Quando o núcleo pulposo do disco intervertebral é pressionado para alguma extremidade do anel fibroso, ele pode incentivar a distensão dessa região, gerando uma protrusão discal. Na protrusão, não ocorre o rompimento do anel fibroso do disco, mas o abaulamento dessa estrutura gera risco de pressão na raiz nervosa ou na medula espinhal, provocando dores e sintomas característicos de compressão de nervos. Os sintomas mais comuns são a perda de movimento e/ou de sensibilidade, associada a outros sinais relatados pelos pacientes, como dormência, fraqueza muscular ou formigamento.

A protrusão discal é, em regra, um estágio anterior ao da hérnia de disco no processo degenerativo do disco intervertebral (Figura 2.13).

Figura 2.13 Protrusão discal

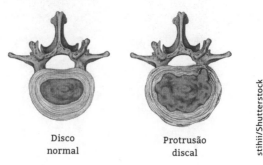

Disco normal   Protrusão discal

2.5.2 Hérnia de disco

Podemos ter vários tipos de hérnias no corpo humano, afinal a palavra *hérnia* significa a projeção ou a saída de um órgão, por um orifício, da cavidade na qual normalmente ele se encontra. No caso da hérnia de disco, tratamos da saída do núcleo pulposo através de uma ruptura no ânulo fibroso, que se estende para além desse anel de contenção. Os locais mais comuns onde ocorre esse tipo de lesão estão entre as vértebras C5-C6 e C6-C7 e entre as vértebras L4-L5 e L5-S1 (Kelsey et al., 1984a, 1984b). Como a região da coluna torácica tem menores movimentos de flexão e de extensão, em razão, entre outros fatores, da estabilidade gerada pelas costelas, essa é uma região menos acometida pelas hérnias de disco.

Apesar de o interior dos discos não ser inervado e, portanto, incapaz de produzir a sensação de dor, alguns nervos sensitivos conectam-se em suas extremidades e em estruturas muito próximas a eles, como os corpos vertebrais, a cartilagem das articulações zigapofisárias e os ligamentos longitudinais anterior e posterior. Assim, se a hérnia pressiona uma ou mais dessas estruturas, ou se é comprimida contra a medula espinal ou raiz nervosa, pode gerar fortes dores ou sensação de dormência irradiada (Hall, 2013).

Frequentemente, indivíduos com hérnia de disco não apresentam nenhum sintoma. É comum também o relato de alguns clientes que *travaram as costas* após fazer algum tipo de esforço, na maioria das vezes envolvendo flexão associada à rotação da coluna. Normalmente, essa dor não ocorreu por um único movimento, mas é a consequência de múltiplos fatores, incluindo o desgaste e a desidratação dos discos por longos períodos sem dor.

Os exercícios indicados para pessoas com esse tipo de patologia incluem manobras de tração da coluna, com a intenção de reduzir a compressão nos discos intervertebrais, associadas ao fortalecimento de todo o conjunto do *core* e muitas orientações para as posturas adotadas nas atividades diárias. Algumas técnicas sugerem exercícios de extensão extremamente controlada da coluna, como forma de compensar as posturas em flexão que são mais frequentes no dia a dia.

Figura 2.14 Hérnia de disco

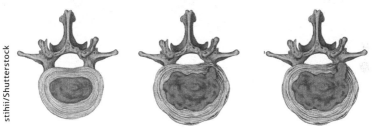

2.5.3 Estenose do canal vertebral

A palavra *estenose* significa o estreitamento de um orifício ou canal. No caso da estenose do canal vertebral, é verificada uma constrição dos canais vertebrais normalmente associados a fatores genéticos ou envelhecimento, relacionada aos desgastes progressivos das estruturas da coluna e aos pequenos traumas repetidos durante o passar dos anos. Em geral, acomete a região lombar ou cervical, levando à compressão mecânica.

Muitos são os processos degenerativos que levam a uma estenose, como o desgaste da superfície articular, dos ligamentos, redução da altura entre os corpos vertebrais, promovendo uma compressão no canal central da coluna e/ou dos forames de conjugação. Esse mecanismo pode comprometer tanto as raízes nervosas quanto a medula espinhal, gerando sensação de dor, perda de força, dormência e formigamento.

2.5.4 Osteofitose (bico de papagaio)

Nossa coluna é incrivelmente capaz de se adaptar a várias posturas, traumas e instabilidades criadas sobre ela. A partir de várias situações, como a má postura, a predisposição genética à condição, uma sobrecarga articular (como em pessoas com sobrepeso ou que exercem atividade laboral que sobrecarregue essa região), algum problema articular prévio e o próprio desgaste da articulação vertebral decorrente do envelhecimento, a coluna torna-se menos estável. Nessa situação, a ferramenta da coluna para adaptação a essa instabilidade é criar *bicos* ósseos nas bordas articulares com a intenção de estabilizar a estrutura e evitar futuras lesões.

A osteofitose, mais comumente conhecida como *bico de papagaio*, tem esse nome justamente porque, em um exame de imagem, ao se visualizar a coluna no plano sagital, percebe-se uma formação óssea que se parece com o bico de uma ave. Esse problema tem maior incidência na região lombar justamente por ser a região de maior absorção de sobrecarga, mas pode também atingir outras partes da coluna, causando rigidez e redução da amplitude de movimento.

Por ser uma adaptação óssea, apenas uma cirurgia é capaz de reduzir esses osteófitos. Entretanto, os exercícios preventivos para que não haja agravamento dessa situação e os exercícios de mobilidade, no limite de amplitudes que não gerem dor, são muito relevantes para o tratamento dessa patologia.

Pelo fato de a coluna vertebral envolver múltiplas articulações, músculos, ligamentos etc., a sugestão de exercícios para a saúde dessa estrutura está intimamente relacionada à condição física de cada cliente. Observar limitações, ouvir queixas e investigar lesões anteriores são caminhos importantes para a orientação adequada a cada um.

Habitualmente, a coluna permite, no dia a dia, certa mobilidade para facilitar movimentos e deslocamentos, contudo possibilita também a estabilidade necessária para movimentos que exijam, principalmente, grande produção de força.

Esse entendimento sobre a condição física e o objetivo do cliente, somado ao estudo da função e dos mecanismos de lesão da coluna vertebral, corroboram a nossa recomendação de exercícios físicos específicos para cada aluno.

Quando salientamos que o exercício é específico para cada cliente, isso não significa que ele deva ser atendido individualmente, mas que, conforme as possibilidades e o compromisso com a saúde, nós, profissionais, temos de nos comprometer a dar orientações respeitando as individualidades e os objetivos pessoais de cada um. A importância e a valorização do profissional da saúde, incluindo os professores de educação física e fisioterapeutas, dependem intimamente dessas orientações, visto que qualquer um pode sugerir para outra pessoa fazer, por exemplo, um exercício abdominal, mas somente os detalhes da orientação de um profissional da saúde capacitado poderão reduzir os riscos e aumentar os benefícios dos exercícios realizados.

Assim, nossas orientações constantes para que o indivíduo entenda as contrações musculares e os cuidados com a coluna são a mais poderosa ferramenta para a saúde articular dos clientes. Várias contrações e muita consciência corporal são necessárias para unir um misto de pressão intra-abdominal e contração de músculos específicos e, assim, atingir a estabilidade da coluna. Para mobilizá-la, outros cuidados deverão ser tomados por nós, profissionais, principalmente com relação à redução do volume e da intensidade de forças aplicadas nessa estrutura. Essas instruções promoverão o cuidado para a preservação da saúde da coluna e são elas que diferenciarão e valorizarão o profissional qualificado e capacitado para orientar seus clientes.

Ⅲ *Síntese*

Analisar todos os detalhes anatômicos e cinesiológicos da região do *core* propicia segurança na prescrição dos exercícios específicos para essa parte do corpo. Neste capítulo, destacamos que a contração adequada dos músculos dessa área está muito associada às orientações que nós, profissionais da saúde, oferecemos aos nossos clientes. Portanto, a simples instrução de contrair o abdômen, sem oferecer mais orientações e dicas de aprendizagem, não garante que o cliente esteja realizando a contração e o movimento que você deseja, bem como não assegura a eficiência do estímulo para a prevenção de patologias como as descritas também neste capítulo.

■ *Atividades de autoavaliação*

1. A respeito dos músculos do *core*, assinale a única alternativa **incorreta**:

    a) A contração do músculo reto do abdômen promove a intenção de flexão da coluna, pois ele tem origem e inserção no púbis e nas cartilagens costais/processo xifoide, respectivamente.

b) O músculo transverso do abdômen, apesar de seu nome, tem direção de fibras em posição paralela ao eixo longitudinal do corpo humano.

c) Longuíssimo, ílio costal e espinhal são os músculos que fazem parte do conjunto dos eretores da coluna.

d) No movimento de inspiração, o diafragma contrai-se para auxiliar o aumento de volume da caixa torácica.

e) Os músculos oblíquo externo e interno contam com várias direções de fibras musculares, por isso são capazes de realizar movimentos como o de flexão e de rotação da coluna.

2. Analise as seguintes afirmações:

I. A coluna vertebral oferece estabilidade para os movimentos da vida diária, incluindo os exercícios físicos e os gestos esportivos. Quando a coluna está em flexão, ela promove a segurança necessária para realizar movimentos pela sua estabilidade nessa posição.

II. O *bracing* abdominal é uma técnica para a contração de vários músculos ao redor do *core* e consequente estabilização da coluna. Com a execução dessa técnica, é possível criar uma caixa de contenção formada pelas paredes musculares contraídas, gerando mais segurança para a coluna vertebral, quando mantida em sua neutralidade.

III. Quando realizamos exercícios com alta sobrecarga axial, é mais seguro que a coluna vertebral seja mantida de forma neutra, ou seja, com as curvaturas fisiológicas da coluna cervical, torácica e lombar preservadas, para auxiliar na dissipação das sobrecargas.

Agora, assinale a alternativa correta:

a) As afirmações II e III são verdadeiras, porém a afirmação I é falsa.

b) A afirmação III é verdadeira, e as afirmações II e I são falsas.

c) As afirmações I e III são verdadeiras, e a afirmação II é falsa.

d) Todas as afirmações são falsas.

e) Todas as afirmações são verdadeiras.

3. Com relação à técnica de *bracing* abdominal, analise as afirmações a seguir:

I. Ao realizar uma contração voluntária da região abdominal na posição em pé (sem fletir a coluna), os músculos que realizam a extensão da coluna necessariamente também se contrairão, visto que são antagonistas ao movimento e não permitirão a flexão do tronco.

II. Para solicitar a contração do músculo reto abdominal, o profissional pode orientar o cliente a realizar a intenção de *derreter ou murchar as costelas*, com a finalidade de deixar contraída e estável a região anterior do abdômen.

III. Uma dica para a contração do músculo transverso do abdômen é solicitar ao cliente que *puxe o umbigo* em direção à coluna. Entretanto, em um exercício que necessite de estabilização do *core*, essa orientação deve ser dada em conjunto com a de contração dos músculos oblíquos e do reto abdominal, visto que apenas a contração do transverso não garante boa estabilização.

Agora, assinale a alternativa correta:

a) As afirmações I e III são verdadeiras, porém a afirmação II é falsa.

b) A afirmação I e II são verdadeiras, e a afirmação III é falsa.

c) As afirmações II e III são verdadeiras, e a afirmação I é falsa.

d) Todas as afirmações são falsas.

e) Todas as afirmações são verdadeiras.

4. Analise o parágrafo a seguir e assinale a alternativa que apresenta a sequência correta que completa adequadamente as lacunas:

Podemos ter vários tipos de hérnias no corpo humano, afinal a palavra *hérnia* significa projeção ou saída de um órgão, por um orifício, da cavidade na qual normalmente ele se encontra. No caso da _____, tratamos da saída do _____ através de uma ruptura no _____, que se estende para além desse anel de contenção. Os locais mais comuns onde ocorre esse tipo de lesão são na coluna _____ e _____.

a) protrusão discal; núcleo pulposo; ânulo fibroso; torácica; lombar.

b) protrusão discal; núcleo celular; ânulo horizontal; cervical; torácica.

c) hérnia de disco; núcleo celular; ânulo fibroso; torácica; lombar.

d) hérnia de disco; núcleo pulposo; ânulo fibroso; cervical; lombar.

e) hérnia de disco; núcleo pulposo; ânulo fibroso; cervical; lombar.

5. Sobre as patologias frequentes localizadas na coluna vertebral, analise as afirmações a seguir e indique V para as verdadeiras e F para as falsas.

( ) Protrusão discal é quando não há o rompimento do ânulo fibroso de um disco e extravasamento do núcleo pulposo, porém existe um abaulamento da parede do disco.

( ) Todos os indivíduos que têm hérnia de disco apresentam fortes dores na região lombar.

( ) A estenose de canal vertebral corresponde ao estreitamento desse canal, o que pode ocasionar compressão das raízes nervosas que passam pelo canal central da coluna ou pelos forames de conjugação.

( ) A dor causada pela compressão das raízes nervosas pode ser irradiada para membros inferiores, como na compressão do nervo ciático, porém não acometem os membros superiores.

( ) A osteofitose, conhecida popularmente como *bico de papagaio*, tem esse nome porque a formação óssea nas vértebras se parece com o bico dessa ave. Vários são os motivos para desenvolver essa patologia, incluindo predisposição genética, má postura no dia a dia, instabilidade da coluna e sobrecarga articular.

Agora, assinale a alternativa que apresenta a sequência correta:

a) V, F, V, F, V.

b) V, F, F, F, V.

c) F, F, V, V, F.

d) F, V, F, F, V.

e) V, F, V, F, F.

6. Considerando toda a estrutura da coluna vertebral, analise as afirmações a seguir.

I. Os discos intervertebrais são estruturas constituídas de tecido cartilaginoso, formados pelo anel fibroso em sua parte externa e, em sua parte interna, por uma estrutura chamada de *núcleo pulposo*.

II. A coluna vertebral proporciona amplitudes nos movimentos do tronco em flexão, extensão, flexão lateral e rotação.

III. A posição da coluna em flexão e os discos intervertebrais comprimidos com grande sobrecarga reduzem a probabilidade de lesão para essas estruturas.

IV. *Coluna neutra* refere-se à manutenção das curvaturas fisiológicas da coluna, incluindo a lordose cervical, cifose torácica e lordose lombar.

Está correto apenas o que se afirma em:

a) I e II.

b) II e IV.

c) I, II e III.

d) I, II e IV.

e) I e IV.

Atividades de aprendizagem

Questões para reflexão

1. Há anos, o número de queixas de dores na coluna lombar vem aumentando em todo o mundo (Hartvigsen et al., 2018). Muitas variáveis estão associadas a essa situação, como fatores sociais, psicológicos, genéticos, entre outros. Reflita sobre uma das práticas mais comuns e antigas entre nós, profissionais: a de prescrever muitos exercícios de flexão da coluna, como o abdominal solo. É possível que essa orientação também esteja influenciando o aumento de dores na lombar percebido nos últimos anos, considerando que movimentos repetitivos e intensos são mecanismos de lesão nas estruturas dos discos intervertebrais?

2. As estruturas da coluna foram feitas para durar longos anos de vida, porém alguns hábitos podem acelerar o processo degenerativo e reduzir a saúde dessa articulação. Se pequenos detalhes podem somar para a saúde da coluna, o que você pode fazer para influenciar seus clientes a adotar bons hábitos de vida, incluindo posturas ao sentar, deitar ou pegar objetos?

Atividade aplicada: prática

1. Desenvolva uma lista de exercícios para o *core* e identifique em quais deles é possível manter a coluna neutra e em quais, em algum momento, é necessário realizar a flexão, a extensão, a flexão lateral ou a rotação da coluna. Em seguida, repense como é possível intensificar todos os exercícios e, com alguma adaptação, manter a coluna neutra em todos eles.

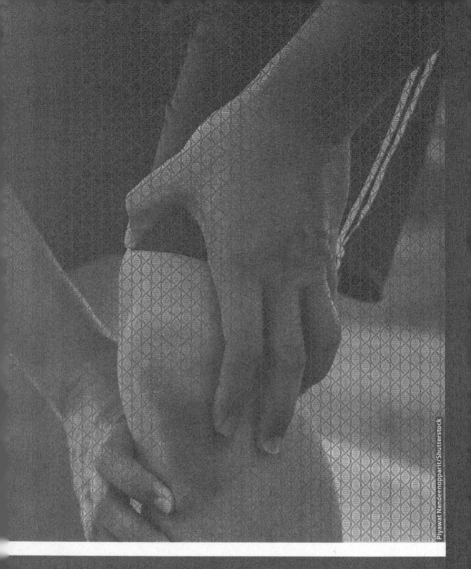

Capítulo 3

Biomecânica aplicada ao *hip core*

Vários autores incluem os músculos localizados na região do quadril como pertencentes ao *core*. Entretanto, essa região apresenta tantas particularidades em sua estrutura que preferimos separá-la do *core* e estudá-la detalhadamente. Assim, teremos mais um núcleo importante no corpo humano que deve ser estudado e orientado em cada exercício.

Neste capítulo, abordaremos em detalhes a anatomia, a estrutura, as funções e as patologias comuns da região do *hip core*. Atente-se às particularidades e aplique esse conhecimento em suas aulas, independentemente das características do grupo ou do indivíduo que estiver atendendo. Observe que as características funcionais dessa região facilitam o controle e a estabilidade do corpo (por estar próximas ao centro) e também apresentam propriedades que permitem uma vida saudável sob vários aspectos.

3.1 Conceito e anatomia do *hip core*

A palavra *hip* significa "quadril", portanto o *hip core* é o nome que utilizamos para descrever o núcleo ou o complexo da pelve, incluindo os músculos, as articulações e os movimentos que ali se localizam. Essa região tão central do corpo é capaz de influenciar a absorção das forças gravitacionais ou de reação do solo através de sua estrutura e de seu posicionamento, seja nas articulações abaixo dessa região, como os joelhos e tornozelos, seja na própria coluna vertebral, que está acima.

Quadro 3.1 Descrição dos músculos do *hip core*, suas origens, inserções e movimentos que podem ser realizados, considerando a postura fundamental e em pé

Hip core	Origem	Inserção	Ação
Reto femoral	Espinha ilíaca anteroinferior.	Patela.	Flexão.
Iliopsoas (Ilíaco)	Fossa ilíaca e sacro adjacente.	Trocanter menor.	Flexão.
Iliopsoas (Psoas)	12ª vértebra torácica e todas as vértebras e discos lombares.	Trocanter menor.	Flexão.
Sartório	Espinha ilíaca anterossuperior.	Tíbia, parte medial superior.	Ajuda na flexão, na abdução e na rotação lateral.
Pectíneo	Crista pectínea do ramo púbico.	Porção proximal medial do fêmur.	Flexão, adução, rotação medial.
Tensor da fáscia lata	Crista anterior do ílio e EIAI.	Trato iliotibial.	Ajuda na flexão, abdução, rotação medial.
Glúteo máximo	Face ilíaca posterior, crista ilíaca, sacro e cóccix.	Tuberosidade glútea do fêmur e trato iliotibial.	Extensão e rotação lateral.
Glúteo médio	Entre as linhas glúteas posterior e anterior da face posterior do ílio.	Trocanter maior face superior lateral.	Abdução e rotação medial.
Glúteo mínimo	Entre as linhas glúteas anterior e inferior da face posterior do ílio.	Superfície anterior do trocanter maior.	Abdução, rotação medial.

(continua)

(Quadro 3.1 – conclusão)

Hip core	Origem	Inserção	Ação
Grácil	Porção anterior, inferior da sínfise púbica.	Porção proximal medial da tíbia.	Adução.
Adutor magno	Ramo inferior do púbis e do ísquio.	Toda a linha áspera.	Adução e rotação lateral.
Adutor longo	Púbis, face anterior.	Linha áspera média.	A adução assiste na flexão.
Adutor breve	Ramo inferior do púbis.	Linha áspera superior.	Adução e rotação lateral.
Semitendíneo	Tuberosidade isquiática, parte medial.	Porção proximal medial da tíbia.	Extensão.
Semimembranáceo	Tuberosidade isquiática, parte lateral.	Porção proximal da tíbia.	Extensão.
Bíceps femoral (cabeça longa)	Tuberosidade isquiática parte lateral.	Côndilo lateral da tíbia, face posterior, cabeça da fíbula.	Extensão.

Fonte: Hall, 2013.

3.2 Biomecânica da pelve, quadril e joelho

O membro inferior do corpo exerce funções como a de locomoção, a de sustentação do peso do tronco e membros superiores e, além disso, está sujeito a um volume grande de forças geradas por meio dos contatos repetidos entre o pé e o solo. Em razão desse contato frequente, as forças ascendentes que incidem nos pés influenciam, sobretudo, as articulações do joelho e do quadril e, por isso, é importante ter uma visão global sobre o membro inferior para compreender o sistema como um todo.

A posição e o movimento de apenas um pé são capazes de influenciar a posição ou o movimento do joelho do outro membro ou do quadril, assim como a posição pélvica pode induzir ações por todo membro inferior. Durante uma avaliação, é fundamental visualizar movimentos e ações de ambos os membros, da pelve e do tronco, em vez de se concentrar apenas em uma articulação isolada, para compreender o funcionamento do membro inferior com a finalidade de reabilitação, prescrição de exercícios de fortalecimento ou desempenho esportivo.

A região pélvica é uma área do corpo que apresenta diferenças notáveis entre os gêneros masculino e feminino. Observe na Figura 3.1 que, normalmente, a pelve feminina expande-se mais lateralmente no plano frontal e o ângulo Q em mulheres também apresenta maior inclinação. O sacro feminino é também mais amplo na parte de trás, o que gera uma cavidade pélvica mais ampla que nos homens, característica relevante as condições na gestação e no momento do parto.

Figura 3.1 Diferenças anatômicas entre as pelves masculina e feminina, respectivamente

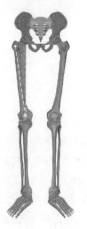
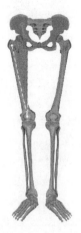

Double Brain/Shutterstock

Funções e movimentos

A pelve exerce várias funções, como proteger os órgãos do sistema reprodutivo e alguns do sistema digestório, entre eles o intestino grosso, o delgado e a bexiga. Além disso, essa região do corpo tem papel fundamental ao proporcionar suporte à articulação coxofemoral.

Embora os movimentos do fêmur sejam realizados em todos os três planos de movimento na articulação coxofemoral, a cintura pélvica tem uma função essencial para posicionar essa mesma articulação e proporcionar um movimento mais amplo e eficiente dos membros inferiores. Nossa pelve é capaz de girar de modo que o acetábulo fique posicionado na direção do movimento femoral a ser realizado, como se o guiasse rumo à ação. Por exemplo, a inclinação pélvica posterior direciona a cavidade do acetábulo mais para frente e, consequentemente, posiciona a cabeça do fêmur na frente do osso do quadril para facilitar sua flexão.

Aqui chegamos em nomenclaturas controversas na área da saúde quando falamos sobre o movimento da pelve. É muito comum a afirmação de que essa inclinação posterior do quadril é uma *retroversão*. Entretanto, é importante esclarecer os corretos nomes e movimentos da pelve, bem como descrever o que é considerado retroversão de quadril.

- **Inclinação pélvica posterior**: quando, no plano sagital, a espinha ilíaca anterossuperior é inclinada para trás em relação ao acetábulo.

Figura 3.2 Movimento de inclinação pélvica posterior

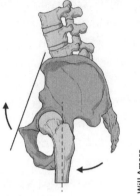

- **Inclinação pélvica anterior**: quando, no plano sagital, a espinha ilíaca anterossuperior é inclinada para frente em relação ao acetábulo.

Figura 3.3 Movimento de inclinação pélvica anterior

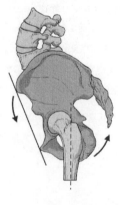

- **Inclinação pélvica lateral**: quando, no plano frontal, há uma inclinação da pelve elevando um acetábulo em relação ao outro.

Figura 3.4 Movimento de inclinação pélvica lateral

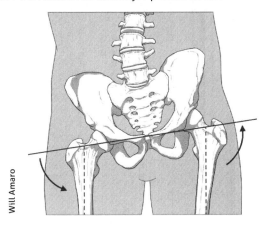

- **Rotação pélvica**: quando, no plano transversal, há uma rotação da pelve girando os acetábulos em direções opostas.

Figura 3.5 Movimento de rotação pélvica

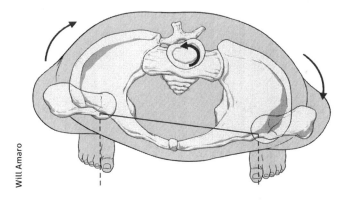

Quando se trata da **retroversão de quadril**, não devemos sugerir que esta se refere à inclinação pélvica posterior, pois são características diferentes encontradas na articulação do quadril e no movimento da pelve, respectivamente.

A retroversão de quadril, também chamada de *retroversão acetabular*, é a condição retrovertida da abertura acetabular no plano sagital. Em um quadril padrão, essa cavidade é antevertida, como se estivesse apontando para frente. Na condição retrovertida, o alinhamento da boca do acetábulo não está voltado para a direção anterolateral normal, mas inclina-se mais póstero lateralmente. Essa orientação retrovertida pode aumentar o risco de impacto entre o colo do fêmur e a borda acetabular anterior, situação que abordaremos com mais detalhes adiante.

Outra possibilidade de anteversão e retroversão é a do colo do fêmur. Em regra, o colo do fêmur no plano transversal realiza rotação anterior de 12° a 14° em relação ao fêmur (Figura 3.6). Se esse ângulo aumentar, será criada uma posição onde os dedos do pé voltam-se para dentro, na chamada *anteversão excessiva*, condição que aumenta as forças de contato na articulação do quadril. Se esse ângulo sofrer inversão, de modo que o colo do fêmur esteja posterizado, passará a ser chamado de *retroversão do colo do fêmur* e faz com que os dedos do pé voltem-se para fora (Hamill; Knutzen; Derrick, 2016).

Figura 3.6 Anteversão e retroversão do colo do fêmur

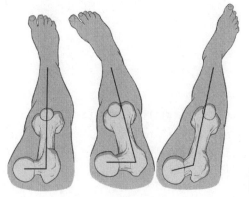

No plano frontal, o colo do fêmur também é posicionado em um ângulo específico para melhorar a congruência com a articulação do quadril e mantê-lo afastado do corpo. Esse ângulo mede aproximadamente 125° e é chamado ângulo de inclinação (Figura 3.7). Um ângulo de inclinação maior que 125° configura a chamada *coxa valga,* o que ocasiona aumento do comprimento do membro, mas reduz a eficácia dos abdutores do quadril pela redução do braço de torque desses músculos. Na situação oposta, a *coxa vara,* o ângulo de inclinação é inferior a 125°, causando um encurtamento do fêmur, porém aumentando a eficácia dos abdutores do quadril, que terão mais possibilidade de produzir torque (Figura 3.8).

Figura 3.7 Ângulo de inclinação do colo do fêmur

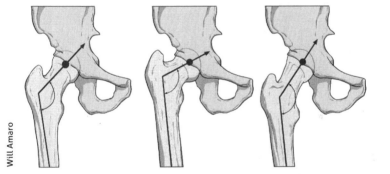

Figura 3.8 Torque gerado na articulação coxofemoral nas diferentes condições de inclinação do colo do fêmur

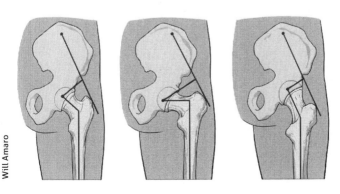

Na articulação do quadril, também há movimentos nas três dimensões do espaço (Figura 3.9). No plano sagital, a coxa pode movimentar-se ao longo de 125° de flexão e 15° de hiperextensão. No plano frontal, a coxa realiza aproximadamente 45° de abdução e 30° de adução e, no plano transverso, cerca de 50° de rotação lateral e também 50° de rotação medial (Hamill; Knutzen; Derrick, 2016).

Figura 3.9 Movimentos produzidos na articulação do quadril

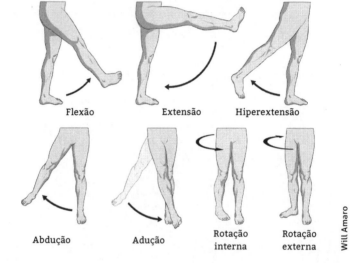

Estrutura

A estrutura da pelve é formada pelo conjunto dos dois ossos do quadril: o sacro e o cóccix. Esse grupo de estruturas é chamado popularmente de *bacia*, tradução do termo *pelvis*, em latim (Figura 3.10).

O quadril é formado pela fusão dos ossos ílio, ísquio e púbis e, até a puberdade, essas três peças ósseas permanecem unidas umas às outras por cartilagens. A partir dessa época, ocorre a ossificação das cartilagens, e o osso do quadril passa a ser único, embora se conservem as denominações ósseas que o constituem originalmente.

Figura 3.10 Estrutura óssea da pelve

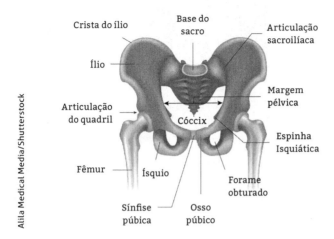

Articulação coxofemoral

A articulação coxofemoral, também conhecida como *articulação do quadril*, é sinovial e do tipo bola e soquete, ou *esferoidea*. A bola é a cabeça do fêmur, que forma cerca de dois terços de uma esfera, e o soquete é o acetábulo, que apresenta formato côncavo para um perfeito encaixe com o fêmur. A cartilagem articular da cabeça do fêmur recobre completamente a superfície da articulação, com exceção da fóvea da cabeça do fêmur, onde o ligamento redondo está conectado entre ela e o acetábulo.

Espessos ligamentos compõem a cápsula articular, que mantém esse conjunto firmemente unido. Logo abaixo, localiza-se a membrana sinovial, responsável pela lubrificação do mecanismo.

Na borda do acetábulo existe uma estrutura fibrocartilaginosa parecida com um lábio, por isso também chamada de *labrum do acetábulo* (em latim). Essa estrutura tem funções fisiológicas importantes, como a contenção da cabeça femoral durante o desenvolvimento acetabular e a estabilização da articulação coxofemoral por meio do aumento da superfície acetabular (Lage; Costa; Villar, 1996).

Articulação sacroilíaca

A articulação sacroilíaca é uma articulação bastante estável, mas com componentes fibrosos e móveis. Ela é a responsável pela transferência eficaz de carga dos membros inferiores para a parte superior do corpo. Pelo fato de ser uma região muito exigida em movimentos esportivos e no dia a dia, é necessário que haja uma grande estabilidade local, ainda mais se considerarmos o alinhamento das superfícies articulares, que faz com que as forças resultantes atuem no sentido de cisalhamento delas. Essa estabilização é feita pela superfície local, por músculos e ligamentos (Hungerford; Gilleard; Hodges, 2003).

A superfície dessa articulação é formada pelo contato entre uma parte do osso do quadril (o ílio) e uma do osso sacro. Os espessos ligamentos posteriores e anteriores da articulação sacroilíaca sustentam esses ossos um contra o outro enquanto servem como pontos de fixação para importantes ligamentos que se inserem na tuberosidade isquiática (como o ligamento sacrotuberoso), no cóccix (como os ligamentos sacrotuberoso e sacrococcígeo dorsal) e na coluna lombar inferior (como o ligamento iliolombar). Além destes, a sacroilíaca apresenta o ligamento interósseo, que ajuda a prevenir o excesso de mobilidade, visto que sua principal função é a de dar estabilidade para a pelve.

O pequeno movimento que essa articulação realiza é chamado de *nutação*, ou seja, quando ela realiza uma inclinação anterior, e contranutação, quando há uma inclinação posterior. Durante o parto, os tecidos fibrosos dilatam-se sob o efeito dos hormônios e ocorre a nutação com maiores graus, permitindo um aumento do estreito inferior da pelve e a passagem do feto.

Sínfise púbica

Uma sínfise é um tipo de articulação que tem pouco movimento, em que a cartilagem fibrosa une dois ossos e não existe membrana sinovial. A sínfise púbica é, então, a articulação que une os dois ossos do púbis (direito e esquerdo), formando a pelve em sua parte anterior. Se há o desequilíbrio de forças nos músculos que se inserem próximos a essa região, como os músculos abdominais ou os adutores do quadril, pode ocorrer uma dor, chamada de *pubalgia*.

Articulação do joelho

A articulação do joelho é sinovial e, além de permitir sustentação de grandes sobrecargas, oferece a mobilidade necessária para atividades locomotoras. Quando estendido, o joelho fica estável em razão do alinhamento entre fêmur e tíbia e da congruência das superfícies articulares. Nas posições em flexão, essa articulação é móvel e necessita da estabilização proporcionada pela cápsula articular, pelos ligamentos e pelos músculos que as cercam. A articulação é vulnerável à lesão em virtude das demandas mecânicas impostas a ela diariamente e da dependência dos tecidos moles, como a cartilagem patelar e os meniscos (Hamill; Knutzen; Derrick, 2016).

Existem duas articulações no complexo do joelho: a articulação tibiofemoral e a articulação patelofemoral (Figura 3.11). Na articulação tibiofemoral, os côndilos medial e lateral da tíbia e do fêmur conectam-se para formar duas articulações elipsoideas lado a lado (aquelas que têm uma extremidade côncava em contato com outra convexa – Figura 3.12).

Figura 3.11 Articulações do joelho

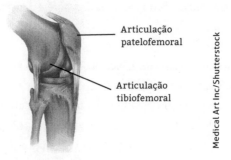

Figura 3.12 Extremidades côncava e convexa entre tíbia e fêmur, respectivamente

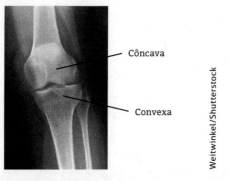

Como os côndilos do fêmur diferem em tamanho, em formato e em orientação, há uma leve rotação lateral da tíbia (em movimentos de cadeia cinética aberta) ou de rotação medial do fêmur (em cadeia cinética fechada) durante os últimos graus de extensão para produzir o bloqueio do joelho (Hall, 2013). Por esse motivo, na cadeira extensora, é comum e normal nossos clientes rodarem externamente a ponta do pé no final da extensão, não sendo necessário corrigir essa leve rotação.

As lesões mais frequentes nos joelhos são as dos ligamentos e das cartilagens. As cartilagens dos corpos foram feitas para durar longos anos de vida e, portanto, a menos que um indivíduo tenha sofrido um impacto muito forte, como em uma queda por exemplo, serão os movimentos inadequados do dia a dia e dos exercícios que se somarão para o desgaste progressivo dessas estruturas. Assim, nossa obrigação, como profissionais da saúde, é realizar boas orientações durante todos os exercícios para evitar o desgaste precoce das cartilagens do joelho, além de indicar cuidados para a vida diária de nossos alunos. Somente bons profissionais fazem todas essas prescrições.

Meniscos

Os meniscos são estruturas fibrocartilaginosas semicirculares, que estão localizadas entre o fêmur e tíbia. Entre suas funções estão amortecer os impactos e lubrificar, estabilizar e distribuir as cargas que passam nessa articulação. Eles melhoram o encaixe entre o fêmur e a tíbia e são essenciais para manter a biomecânica normal da articulação do joelho.

Em cada um dos joelhos, há dois meniscos: o medial e o lateral (Figura 3.13). O menisco lateral é mais móvel comparado ao menisco medial (que tem boa fixação na superfície da tíbia) e, por esse motivo, o menisco medial está mais susceptível à lesão.

Figura 3.13 Meniscos lateral e medial

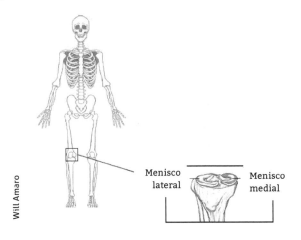

No caso de lesões nessas estruturas, uma característica muito importante a ser considerada por nós, profissionais da saúde, é que a vascularização dos meniscos é, basicamente, limitada na parte mais periférica (zona vermelha). O que significa que lesões nessa região têm maior potencial de cicatrização, ao passo que lesões na região central (zona branca) dos meniscos apresentam difícil recuperação. Desse modo, a identificação do local exato da lesão influencia tanto na recuperação quanto na escolha do tratamento mais adequado, indicado pelo médico. Aos profissionais da educação física ou da fisioterapia cabe o entendimento sobre o local da lesão para entender o tempo de recuperação, bem como o momento mais adequado para exigir maior esforço dessa articulação nos exercícios.

Caso o cliente já apresente uma lesão no menisco, realizar o agachamento profundo pode não ser uma boa estratégia, visto que esse movimento aumenta o risco de lesões nessa estrutura (Escamilla, 2001).

Patela

A patela é o osso sesamoide que fica na região da frente do joelho e tem função de centralizar a tensão divergente dos músculos extensores do joelho, que é transmitida ao tendão patelar, além de dar mais torque na extensão dessa articulação (Hall, 2013). Como ela faz isso? Na Figura 3.14, observe que, em razão do posicionamento da patela, o tendão patelar fica mais inclinado para a frente do joelho, proporcionando maior torque na extensão da articulação (seta cinza). Se a patela não existisse, o tendão passaria mais próximo do fêmur (seta pontilhada), e a força proporcionada pelo quadríceps não seria tão eficiente para a extensão do joelho.

Figura 3.14 A patela e sua função de aumentar o torque na articulação do joelho

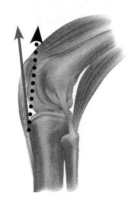

Como é possível verificar, a força gerada pelo músculo quadríceps é transferida para a patela, que faz contato com o fêmur e traciona a tíbia na extensão do joelho (quando este se encontra fletido). Por isso é plausível acreditar que, quanto maior a força produzida pelo quadríceps, maior será a compressão gerada entre a patela e fêmur, ou seja, maior será a *compressão patelofemoral*.

Para evitar que os ossos da patela e do fêmur entrem em contato direto, essas duas estruturas são revestidas de cartilagens que, além de proteger e amortecer as cargas que passam constantemente pela articulação, permitem um ótimo deslizamento entre os dois ossos durante os movimentos de flexão e extensão do joelho.

A cartilagem patelar é uma das mais espessas do corpo humano e apresenta duas características importantes. A primeira delas é que essa cartilagem é denervada, ou seja, mesmo sendo comprimida entre a patela e o fêmur não oferecerá, por exemplo, sintomas de dor. A segunda característica é que ela não é vascularizada. Desse modo, caso haja uma lesão nessa estrutura, sua recuperação é extremamente lenta (ou inexistente) comparada a um músculo, por exemplo.

Se não é possível perceber quando há um pequeno desgaste ou compressão na cartilagem patelar, por não sentirmos dor nela, porque muitas pessoas sofrem com dores nessa região? Isso acontece porque o osso subcondral (aquele localizado abaixo da cartilagem) é altamente inervado e, portanto, é capaz de produzir sintomas de dor. Se o aluno informa dores próximas à patela, é bem provável que sua cartilagem não esteja mais íntegra ou saudável e, reiteramos, ela tem difícil recuperação.

Mais uma vez vale ressaltar a importância do profissional da saúde na orientação adequada dos exercícios, das posturas e dos movimentos da vida diária dos clientes, uma vez que um ou outro movimento, em apenas um dia, dificilmente provocaria uma lesão grave na cartilagem, mas o acúmulo de movimentos acarretará desgastes e dores ao longo da vida.

A analogia entre o joelho e um pneu de carro é ótima para explicar a situação. Ao passar de carro em um buraco, provavelmente, as rodas ficarão desalinhadas, e o pneu começará a sofrer um desgaste, mais de um lado que de outro até que seja feito novo alinhamento. Entretanto, não será nos primeiros quilômetros que você perceberá tal desgaste e, quando perceber, pode ser tarde demais. Assim são os joelhos: realizar poucos movimentos com eles desalinhados provavelmente não gerará lesão, porém o acúmulo desses movimentos proporcionará um desgaste progressivo. A diferença é que um novo pneu pode ser comprado facilmente, mas a substituição de um joelho não é tão simples assim.

Mecanismos de lesões nos membros inferiores

Embora os ossos da pelve e fêmur sejam grandes e fortes, a articulação do quadril e a sacroilíaca estão sujeitas a cargas repetidas diariamente. As forças de cisalhamento impostas no colo do fêmur, durante a marcha ou a corrida, aumentam o risco de fratura, principalmente em idosos com osteoporose. É comum pensarmos que somente após uma queda pode ocorrer uma fratura, mas, em razão das forças nessa articulação, o contrário também é verdadeiro, com a fratura antecedendo a queda. Na população idosa, esse tipo de fratura representa um problema de saúde grave, com grande aumento do risco de morte nos meses subsequentes à fratura (Haentjens et al., 2010).

Em decorrência de uma postura inadequada, o sacro e a articulação sacroilíaca também podem apresentar disfunção. Se, diante das posturas corporais, a curvatura lombar aumentar, haverá frouxidão nos ligamentos sacroilíacos dorsais e tensão nos ligamentos anteriores. Além disso, assimetrias esqueléticas nos membros inferiores, como um membro menor que outro, também podem gerar frouxidão nesses ligamentos (DonTigny, 2011).

Um estudo que avaliou as lesões ósseas mais comuns na pelve de atletas encontrou três patologias bem frequentes: (1) a inflamação na articulação sacroilíaca (sacroileíte); (2) as fraturas por estresse do colo do fêmur; e (3) a inflamação nos ossos do púbis (osteíte). As duas lesões mais comuns nos tecidos moles foram a tendinite no músculo glúteo médio e a bursite trocantérica. As lesões ocorreram mais por desgaste ou uso excessivo (82,4%) do que por traumas na região (17,6%). Além disso, praticantes de corrida e de esportes de raquete foram os sujeitos mais acometidos por esses problemas (Lloyd-Smith et al., 1985). Nos últimos anos, o impacto femoroacetabular foi reconhecido como uma causa comum de dor no quadril em pacientes fisicamente ativos, sem sinais radiológicos de osteoartrite (Beck et al., 2005; Ganz et al., 2003). Abordaremos as patologias relacionadas a essa condição mais adiante.

Na articulação do joelho, o sobrepeso e a obesidade têm sido destacados como fatores determinantes para o desenvolvimento da osteoartrite no joelho (Felson et al., 1988), bem como atividades laborais que envolvam muito tempo agachado ou ajoelhado (Coggon et al., 2000). Na Seção 3.5, analisaremos as patologias mais comuns nessa articulação e suas formas de tratamento.

3.3 Estrutura funcional do *hip core*

Na região do *hip core* está localizada uma das estruturas mais funcionais do corpo humano: o *assoalho pélvico*. Existem muitos questionamentos quando se relata o fato de essa região ser tão útil, pois a funcionalidade do corpo é muito mais relacionada a movimentos identificados de maneira visual, como agachar, alcançar um objeto ou até fazer um gesto esportivo. Entretanto, para aceitar que um corpo humano esteja com a funcionalidade preservada, algumas necessidades básicas também devem ser mantidas antes mesmo de realizar esses movimentos, por exemplo a manutenção da continência urinária e fecal.

Esse tipo de manutenção deve ser considerado pelo profissional da saúde como prioritário em qualquer programa de treinamento, afinal é incongruente dizer que um corpo é forte ou funcional quando realiza com perfeição gestos ou funções do dia a dia, mas, ao mesmo tempo, não é capaz de realizar a própria manutenção urinária ou fecal.

Entre outras funções relacionadas ao assoalho pélvico está a de manter os órgãos pélvicos em suas posições anatômicas, incluindo o suporte ao feto em mulheres grávidas e os benefícios relacionados à função sexual. Apesar de assuntos como esses serem, em determinadas circunstâncias, um pouco constrangedores de ser abordados com os clientes, todos percebemos a importância dessas funções para nossa qualidade de vida. Assim, apenas os melhores profissionais da saúde têm domínio e abordam a importância do fortalecimento dos músculos dessa região, visando à saúde integral de seus clientes.

A articulação mais móvel no complexo do *hip core* é composta por uma esfera (cabeça do fêmur) e uma cavidade (acetábulo) conhecida como *articulação coxofemoral* (Figura 3.15). Como essa articulação é capaz de se mover nas três dimensões do espaço, exige que várias estruturas estejam integradas a ela para gerar estabilidade e mobilidade necessárias para os movimentos diários. Entre essas estruturas podemos citar a cápsula articular, *labrum* acetabular e os ligamentos da cabeça do fêmur, o iliofemoral, o pubofemoral, o isquiofemoral e o transverso do acetábulo.

Figura 3.15 Articulação coxofemoral

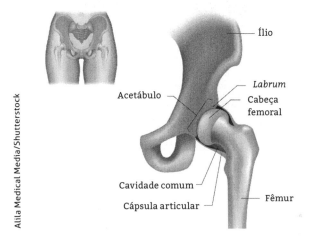

3.3.1 Assoalho pélvico e suas funções

O assoalho pélvico é formado por músculos, ligamentos e fáscias, que estão localizados na abertura inferior da pelve (Figura 3.16). Uma forma didática para explicar aos nossos clientes sobre essa região é transferindo uma imagem, na qual os músculos formam uma espécie de cama elástica para a sustentação na base pélvica.

Figura 3.16 Assoalho pélvico

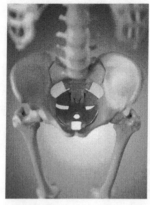

As funções e a importância de fortalecer o assoalho pélvico equiparam-se ao fortalecimento de todos os outros músculos trabalhados no planejamento do treinamento. Conscientize os clientes sobre as consequências do enfraquecimento dessa região, como a incontinência urinária, as quais geram drásticas reduções da qualidade de vida em muitos aspectos, tanto psicológico quanto social e físico dos atingidos (Chiverton et al., 1996).

Segundo Abrams et al. (1988), a "incontinência urinária é definida como qualquer perda involuntária de urina suficiente para gerar um problema social ou higiênico". Atualmente, a incontinência urinária é considerada um problema de saúde pública e sua prevalência aumenta no decorrer da idade, apesar de estar presente em qualquer fase da vida (Nygaard et al., 2008). Ela acomete mais mulheres do que homens (Thomas et al., 1980), e alguns fatores de risco podem estar associados ao aparecimento dos sintomas, entre eles o próprio enfraquecimento muscular, o envelhecimento, a obesidade, o trabalho extenuante, a gravidez e os partos vaginais (Fantl; Newman; Colling, 1996; Figueiredo et al., 2008).

De acordo com Bø, Talseth e Holme (1999), "o tipo mais comum de incontinência urinária em mulheres é a incontinência de estresse, definida como a perda involuntária de urina durante tosse, espirros ou esforço físico, como em atividades esportivas". No Brasil, estima-se que 10,7% das mulheres procuram atendimento ginecológico com queixas de perda urinária (Ribeiro; Anzai; Guidi, 1990), mas esse percentual de prevalência pode ultrapassar 30% com o processo de envelhecimento (Nygaard et al., 2008).

Todos esses dados demonstram a importância de compreender o assoalho pélvico, abordar esse assunto com os clientes e ter possibilidades de fortalecimento dessa região. Como somos profissionais da saúde, dar ênfase a esse fortalecimento faz parte do nosso trabalho em busca da qualidade de vida do cliente, pois percebemos que o percentual desse tipo de complicação é alto e, habitualmente, as pessoas não revelam espontaneamente esse problema ao profissional. Assim, deve partir de nós, profissionais, a abordagem sobre o fortalecimento desses músculos.

Como o enfraquecimento muscular representa importante mecanismo dessa disfunção (Hahn et al., 1996), dar boas orientações sobre fortalecimento é importante, principalmente a clientes do gênero feminino. Em geral, os profissionais que abordam esse assunto sugerem que os clientes façam uma intenção de segurar a vontade de urinar, a fim de realizar a contração do assoalho pélvico. Entretanto, o número e a complexidade dos músculos que compreendem essa região pede uma intenção de força mais detalhada, recomendando aos clientes que façam um movimento de subir a bexiga ou sugar os órgãos puxando-os para frente e para cima.

Antes mesmo de solicitar aos clientes, podemos fazer esse treinamento em nós mesmos, pois percebemos que as contrações não são tão simples, ainda mais porque visualmente não se verificam amplos movimentos.

Essa intenção de força pode ser orientada em situações do dia a dia, como para pessoas que perdem a urina quando tossem, ou pode ser recomendada uma pré-contração para qualquer atividade que necessite de um aumento da pressão intra-abdominal. Para mulheres incontinentes, aprender a executar rapidamente uma contração de assoalho pélvico previne ativamente a descida uretral durante um aumento da pressão intra-abdominal, prevenindo a incontinência (Bø, 1995). Alguns estudos já relataram que realizar 3 séries de 8 a 12 repetições submáximas por 6 a 8 segundos e, em seguida, realizar 3 ou 4 contrações bem rápidas foi capaz de aumentar a força dos músculos do assoalho pélvico e reduzir a incontinência urinária em mulheres submetidas a um programa de treinamento acima de 3 meses (Fitz et al., 2012; Bø; Talseth; Holme, 1999).

Um treinamento de força para essa região pode construir o suporte estrutural da pelve, elevando permanentemente a placa levantadora para uma posição mais alta dentro da pélvis, além de aumentar a hipertrofia e a rigidez de seus tecidos conjuntivos (Bø, 2004). Entretanto, as orientações devem ser bem detalhadas e constantemente lembradas, pois já se identificou um grande percentual de mulheres que, após a solicitação de contração do assoalho pélvico, apresentaram movimento contrário (deprimindo), o que pode ter implicações negativas a longo prazo para a incontinência. Essas pessoas pareciam adotar estratégias de esforço através da geração de pressão intra-abdominal (Thompson; O'Sullivan, 2003).

Em razão da contribuição do assoalho pélvico para todo o *hip core* e até sobre o *core*, com o aumento da pressão intra-abdominal e estabilidade da articulação sacroilíaca, suas funções também fornecem uma contribuição importante para a coordenação das funções posturais e respiratórias (Hodges; Sapsford; Pengel, 2007). Isso pode explicar a ligação entre a incontinência e a dor nas costas, pois já há descrição na literatura sobre a forte associação de incontinência urinária em mulheres e dores nas costas (Smith; Russell; Hodges, 2006).

Alguns dados mostram que os músculos do assoalho pélvico contribuem para a resposta postural associada a alguns movimentos dos membros superiores, ou seja, esses músculos são ativos como um componente de ajuste postural que prepara o corpo para movimentos previsíveis. Além disso, a atividade dos músculos do assoalho pélvico é tônica durante uma tarefa postural sustentada e é aumentada quando há movimentos reativos do tronco. Em conjunto, esses dados sugerem que os músculos do assoalho pélvico são controlados por um número de redes integradas no sistema nervoso, mas sua atividade é coordenada para executar várias tarefas simultaneamente.

3.3.2 Controle do quadril e do joelho

Uma função importante da região do *hip core* trata-se da influência que ele exerce no controle da pelve e, consequentemente, das estruturas localizadas acima dela, como a coluna, e das estruturas localizadas abaixo, como o joelho e o tornozelo.

Essa região tão central do corpo humano, assim como o *core*, é capaz de transferir forças externas (ex: gravidade) para os joelhos de maneira a reduzir ou aumentar os desgastes dessa articulação. Isso ocorre pela capacidade de controle do fêmur nos três planos de movimento, o que proporciona ao joelho menor ou maior sobrecarga patelofemoral durante atividades diárias ou exercícios físicos. Esse é um dos motivos que mostra a necessidade de entendimento sobre o fortalecimento, controle e correção do *hip core* por nós profissionais da saúde, a fim de assegurarmos mais saúde na articulação de nossos clientes.

Muitos músculos são responsáveis pela estabilidade e pela mobilidade dessa região, incluindo os do assoalho pélvico, relatados anteriormente. Porém, vamos destacar aqui também a importância de fortalecimento do glúteo médio e máximo para a saúde articular, até mesmo do joelho.

Há algum tempo atrás, pesquisadores perceberam que a articulação patelofemoral poderia ser influenciada por movimentos anormais do quadril, o qual não conseguia controlar adequadamente o fêmur, principalmente nos planos transverso e frontal (Robinson; Nee, 2007; Powers, 2003). Em pessoas com a síndrome da dor patelofemoral, foi demostrado que, durante um agachamento unilateral, elas exibiam uma excessiva rotação medial do fêmur (valgo dinâmico), levando a um deslocamento lateral da patela e maior risco do desenvolvimento de dores (Powers et al., 2003). Em um estudo de revisão, evidências indicaram que há atraso e menor duração na ativação do glúteo médio durante a atividade de subida e descida da escada, também em portadores da síndrome da dor patelofemoral (Barton et al., 2013). É relevante destacar que a contração do glúteo médio promove a abdução do quadril e, portanto, esse músculo é um dos responsáveis pelo controle do equilíbrio corporal durante a marcha, o equilíbrio unipodal e a subida de escadas.

Outra pesquisa dividiu mulheres com dores no joelho em três grupos distintos: um que realizou um protocolo de exercícios de alongamento e fortalecimento somente para músculos que controlam o joelho; outro que realizou esse mesmo protocolo seguido de exercícios para o fortalecimento dos músculos abdutores e rotadores externos do quadril; e um último que não obteve tratamento e foi instruído a manter as atividades cotidianas normais. No final da intervenção de quatro semanas, realizadas com exercícios a 70% de uma repetição máxima (RM) sem queixa de dor, os pesquisadores identificaram que ambos os grupos que realizaram exercícios apresentaram melhoras significativas nos testes funcionais e de escala de dor subjetiva quando comparados ao grupo controle. Contudo, na comparação entre grupos que realizaram exercícios, o grupo que fortaleceu os músculos abdutores e rotadores externos do quadril teve maior relato de melhoras na escala de dor no teste de descer escadas (Fukuda et al., 2010). No ano seguinte a essa pesquisa, outras avaliações foram realizadas com as voluntárias do estudo, e os resultados mostraram que o grupo que treinou os músculos do quadril teve menor dor e melhor pontuação nos testes de função em 3, 6 e 12 meses pós-tratamento quando comparado ao grupo que realizou apenas o fortalecimento dos músculos do joelho (Fukuda et al., 2012).

Durante a prática profissional, é comum escutarmos dos clientes que, ao fazer um exercício de agachamento ou afundo, sentem mais tensão muscular e fadiga nos músculos do quadríceps. Entretanto, considerando os dados anteriormente vistos, é interessante que, durante esses mesmos exercícios, utilizemos da biomecânica para manipular e garantir que as forças externas que incidem sobre o corpo sejam favoráveis à ativação dos glúteos médio e máximo. Além de serem músculos que são exigidos esteticamente, principalmente pelas mulheres, é importante perceber a importância para a saúde das articulações que o fortalecimento desses músculos pode proporcionar. No Capítulo 6, abordaremos maneiras de incentivar o controle e o fortalecimento desses músculos específicos.

3.4 Patologias comuns no quadril

3.4.1 Impacto femoroacetabular

O impacto femoroacetabular é uma condição resultante do contato anormal entre a borda do acetábulo e o colo do fêmur, levando a um choque mecânico causador de microtraumatismos aplicados no *labrum* e na cartilagem acetabular (Sankar; Matheney; Zaltz, 2013). Esse contato patológico limita a amplitude de movimento fisiológico do quadril – normalmente, a flexão associada à adução e rotação interna – e pode ser considerado uma das principais causas de artrose precoce em adultos jovens (Ganz et al., 2003).

Em quadris considerados normais, durante movimentos do dia a dia ou em exercícios como agachamentos, não existe contato agressivo entre o fêmur e o acetábulo; porém, em pessoas com anormalidades nessa articulação, é observado o impacto dessas estruturas e, consequentemente, há o comprometimento da biomecânica do quadril.

Acredita-se que grande parte das pessoas acometidas na fase adulta pelo impacto femoroacetabular tenham desenvolvido as anormalidades no quadril durante a infância ou a adolescência, pois algumas doenças, como a epifisiólise, tendem a gerar deformidades principalmente no fêmur. Outra teoria é de que fraturas do acetábulo ou do colo do fêmur, em qualquer fase da vida, resultam em deformidades dessas mesmas estruturas durante o processo de consolidação, predispondo os acometidos ao impacto femoroacetabular.

Dependendo dos achados clínicos e radiográficos, distinguem-se dois tipos de impacto femoroacetabular (Ganz et al., 2003), embora a maioria das pessoas que se queixa de dores (86%) apresente uma combinação de ambas as formas de impacto:

Impacto tipo *pincer*

Esse impacto descreve a deformidade no acetábulo e é caracterizado por uma formação óssea, em geral localizada na porção anterior e superior da borda do acetábulo. *Pincer*, em inglês, significa "beliscar", então é como se o acetábulo estivesse se fechando e beliscando o colo do fêmur (Figura 3.17). Essa deformidade é bastante associada à lesão do *labrum*, em razão de a estrutura ficar comprimida entre o acetábulo e o fêmur nas posições de impacto.

Figura 3.17 Impacto femoroacetabular do tipo *pincer*

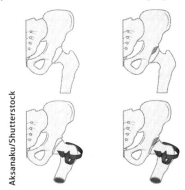

Impacto tipo *cam* ou *came*

Esse impacto é caracterizado por uma cabeça do fêmur não esférica, ou seja, é como se ela tivesse uma lombada em sua junção com o colo do fêmur. Essa deformidade provoca lesão no *labrum*, mas também é o principal responsável por lesão de cartilagem do quadril, pois durante os movimentos de flexão e rotação interna da coxa, esse abaulamento empurra o interior da borda do acetábulo, causando atrito e lesão na junção entre o *labrum* e a cartilagem acetabular, que se encontram nesse local.

Figura 3.18 Impacto femoroacetabular do tipo *cam*

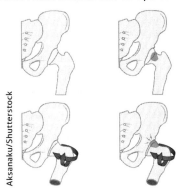

O cliente com impacto femoroacetabular anterior queixa-se, principalmente, de dor crônica na região da virilha, de início insidioso, longa duração e pioria progressiva. Além dessa sintomatologia clássica na virilha, é característico também que a pessoa acometida coloque a mão próxima à crista ilíaca, fazendo um sinal em *C* para demonstrar a localização da dor no terço proximal da coxa (Crestani; Teloquen; Gusmão, 2006).

Em regra, as dores são acentuadas com a atividade física e com a permanência dos indivíduos sentados por longos períodos de tempo. As atividades de maior risco são as que exigem flexão e adução do quadril, associadas à rotação interna, e esse é um dos motivos por que se deve evitar agachamentos ou *legpress* com as pernas unidas (pés juntos), já que aumenta o risco de impacto femoroacetabular.

Exames de imagens, como raio-X, tomografia computadorizada e ressonância magnética, são bastante utilizados para identificar anormalidades ou desgastes nas estruturas ósseas e nos tecidos moles dessa região. Entretanto, alguns testes simples também podem ser utilizados para verificar a possibilidade do impacto e o acometimento das estruturas. Esses testes baseiam-se na realização dos movimentos que simulam a lesão e provocam impacto e atrito das estruturas moles, como o *labrum* e as cartilagens localizadas entre acetábulo e fêmur.

Para identificar se há algum sinal de impacto anterior, o cliente permanece em decúbito dorsal e com uma perna em 90° de flexão de quadril e de joelho, enquanto o avaliador realiza uma rotação medial e adução forçadas nessa mesma perna (Figura 3.19). Caso haja dor relatada pelo cliente, o teste é positivo para impacto anterior e caracteriza acometimento das estruturas da articulação. Para a avaliação do impacto posterior, o cliente permanece em decúbito dorsal e com a coxa em máxima extensão. Com vistas a facilitar essa posição, o membro inferior a ser testado deve ficar sem apoio, fora da mesa ou maca de exame. O avaliador realiza uma rotação externa forçada de quadril e haverá sinal de impacto posterior e dano das estruturas se o cliente relatar dor com esse teste (Tannast; Siebenrock; Anderson, 2007).

Figura 3.19 Testes para impacto femoroacetabular

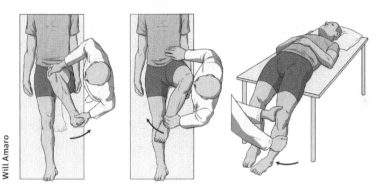

Tratamento

O tratamento do impacto femoroacetabular pode ser cirúrgico ou não, pois isso dependerá principalmente do grau de comprometimento da articulação e das queixas dos clientes acometidos. Em um tratamento não cirúrgico, os médicos indicam medicamentos para alívio da dor e anti-inflamatórios, entretanto essas ações não tratam a causa do problema, e o cliente continua a apresentar quadros de melhora e piora dos sintomas se não realizar mudanças nos hábitos de vida que aumentam as chances de impacto.

Nós, profissionais da saúde, temos grande responsabilidade nessas orientações, pois indicações de exercícios físicos com adução, rotação interna e flexão de quadril aumentam a probabilidade de quadros dolorosos. Também podemos orientar os clientes a melhorar a posição da articulação em atividades da vida diária, como nos próprios agachamentos para sentar em uma cadeira ou sofá, ou quanto à postura e aos ajustes ideais para andar de bicicleta. Todos esses detalhes associados reduzem significativamente a probabilidade de dores pelo impacto.

Quanto à nossa intervenção durante exercícios resistidos, é interessante, inicialmente, que utilizemos técnicas e recursos que possibilitem ganho de mobilidade do quadril com baixo risco de impacto femoroacetabular. Em seguida, o foco passa a ser o ganho de força e reequilíbrio dos músculos responsáveis pela estabilização da articulação do quadril, como glúteo médio e máximo, além de orientações para o controle do movimento dos membros inferiores, a fim de evitar instabilidades, como, por exemplo, no valgo dinâmico durante agachamentos. Essas estratégias têm o intuito de reeducar os movimentos do cliente para que ele realize as atividades do dia a dia, bem como as esportivas, com a melhor absorção de cargas na articulação do quadril. Isso previne o impacto precoce das estruturas ósseas e moles nessa articulação.

Essa associação entre ganho de mobilidade e estabilidade articular, seguida do aumento da força muscular e de reeducação dos movimentos da vida diária e durante os exercícios resolvem, em grande parte, os casos de dores provenientes do impacto femoroacetabular, até mesmo aqueles que apresentam lesões leves de *lábrum* e cartilagem.

3.5 Patologias comuns no joelho e no tornozelo

3.5.1 Condromalácia e síndrome da dor patelofemoral

Muitas vezes, esses dois termos são associados e confundidos entre os profissionais, porém vamos esclarecer as diferenças.

A *síndrome da dor patelofemoral* é uma condição dolorosa na região do joelho que envolve, sobretudo, a patela e o fêmur. Essa síndrome é ocasionada por um desequilíbrio biomecânico, em grande parte relacionado ao joelho valgo, ao enfraquecimento dos músculos do quadril e da coxa, à largura excessiva da pelve, ao mal posicionamento da patela, entre outros motivos. A patologia acomete mais mulheres que homens e também é comum entre pessoas com grau de treinamento elevado, que utilizam constantemente essa articulação para os movimentos esportivos (Fukuda et al., 2010; 2012).

Os clientes acometidos pela síndrome da dor patelofemoral, frequentemente, relatam dor no joelho quando sobem ou descem escadas, quando agacham ou saltam e até quando ficam sentados por um longo período de tempo. Outros sintomas incluem os estalos ao agachar, andar, correr ou subir escadas, bem como a sensação de que há areia dentro da articulação. E é nesse ponto que chegamos na condromalácia, pois essa sensação está muito relacionada a essa condição.

A palavra *condromalácia* pode ser dividida em *condro* – de cartilagem – e *malacia* – que se refere a amolecimento ou fraqueza, ambos do grego. Portanto, a condromalácia é uma característica anormal da cartilagem que recobre a região articular da patela, e sua classificação inicia-se em um grau mais simples, como com um amolecimento, até um grau mais avançado, como com o aparecimento de fissuras, de degeneração e de exposição do osso subcondral. Nesse sentido, a condromalácia pode ou não ser uma característica presente na síndrome da dor patelofemoral, visto que, principalmente em estágios iniciais, por mais que haja o amolecimento da cartilagem, ela ainda pode estar protegendo a região.

A cartilagem patelar é um tecido que não apresenta terminações nervosas e, portanto, não sentimos dores caso ocorra uma lesão nessa estrutura. Todavia, a lesão da cartilagem compromete a absorção e a dissipação das cargas entre a patela e o fêmur, e isso passa a sobrecarregar outras estruturas bastante inervadas dessa articulação, como é o caso dos tendões, dos ligamentos e do osso abaixo da cartilagem (subcondral), que geralmente são a fonte de dor.

Tratamento

Os tecidos cartilaginosos do corpo humano apresentam pequena ou nenhuma vascularização e, portanto, baixo potencial de cicatrização. Isso faz com que, uma vez presente a lesão da cartilagem, a reação inflamatória seja pequena e a possibilidade de cicatrização quase inexistente. Assim, o principal foco do tratamento é evitar a progressão da doença e reeducar o cliente sobre os movimentos articulares que são prejudiciais para que não sejam executados no dia a dia ou durante os exercícios físicos.

As primeiras possibilidades envolvem a utilização de técnicas convencionais como a crioterapia (utilização de gelo no local) para reduzir o edema e a dor, além do tratamento medicamentoso. O passo seguinte é a melhora da função do joelho, que é alcançada mediante orientação quanto aos movimentos da vida diária e exercícios de fortalecimento muscular, tanto para os músculos que movimentam e estabilizam o joelho quanto para os que fazem o mesmo para o quadril. O ganho de força muscular garante a redução das forças que agem sobre o joelho e poupa as estruturas cartilaginosas, impedindo ou retardando a progressão da condromalácia.

Além do fortalecimento, o treinamento do controle dinâmico dos membros inferiores é parte fundamental do tratamento. Padrões anormais do movimento, como o valgismo do joelho durante o agachamento bipodal ou unipodal, pioram a congruência da articulação patelofemoral e favorecem o desenvolvimento da condromalácia. Assim, o fortalecimento do complexo posterolateral do quadril, incluindo os músculos abdutores, os rotadores laterais e os extensores, já foi mencionado como fundamental no tratamento da dor patelofemoral (Fukuda et al., 2010, 2012).

3.5.2 Entorse de tornozelo

As entorses são as lesões mais comuns no tornozelo e, como a cápsula articular e os ligamentos são mais fortes na face medial, as entorses por inversão envolvendo a distensão ou a ruptura dos ligamentos laterais são muito mais comuns do que as entorses por eversão nos ligamentos mediais (Hertel, 2000; Yeung et al., 1994). Além disso, existe a maior proteção causada pela ação do membro oposto, que pode auxiliar no caso de uma entorse medial, mas não existe essa possibilidade no caso da entorse lateral. Os ligamentos mais comumente afetados são os ligamentos talofibular anterior e posterior e o ligamento calcaneofibular.

A repetição das entorses no tornozelo pode resultar em instabilidade funcional, que é caracterizada por padrões de movimento significativamente alterados do tornozelo e joelho. As pesquisas sugerem que esse fato esteja relacionado com alterações no controle do complexo pé/tornozelo, o que acaba predispondo o tornozelo a lesões adicionais (Delahunt; Monaghan; Caulfield, 2006).

Tratamento

Frequentemente o uso de tornozeleiras é uma medida preventiva de entorse ou de recidiva dessa lesão, utilizadas principalmente nas atividades esportivas profissionais ou amadoras. As tornozeleiras são projetadas para estabilizar o tornozelo e mantê-lo em posição neutra, contrabalanceando a rotação que atua de modo inverso (Thonnard et al, 1996).

Com relação aos exercícios, movimentos leves com baixa sobrecarga devem ser iniciados após 48 horas da entorse no intuito de mobilizar a articulação para lentamente restaurar as amplitudes normais. Posteriormente à redução do inchaço, a articulação do tornozelo pode ou não ser estabilizada (depende do grau de lesão da entorse), e o suporte de carga é restabelecido gradativamente. Além disso, um treinamento sensório-motor simultâneo é favorável, devendo ser iniciado o mais cedo possível. Esse tipo de treinamento deve ser adotado para evitar recidivas de entorses nessa articulação.

Síntese

O núcleo do *hip core* é tão rico de detalhes e tão fundamental para a saúde e para o controle postural do corpo que exige estudos e orientações bem específicos para essa região. Observamos, neste capítulo, que as estruturas contidas no *hip core* proporcionam desde a preservação de funções primárias à saúde, como continências urinária e fecal, manutenção dos órgãos pélvicos em suas posições anatômicas, função sexual, até o controle da articulação do quadril, que permite melhor domínio de outras articulações, como joelho e tornozelo.

Como essa região é muito centralizada no corpo, ela também é responsável por transferir sobrecargas ascendentes, vindas dos membros inferiores em direção à coluna, bem como as cargas descendentes, que são transferidas da coluna para o *hip core* e para os membros inferiores, o que revela a importância do profissional para o fortalecimento inteligente dessa região.

Atividades de autoavaliação

1. Analise as afirmações a seguir e assinale a única alternativa **incorreta:**

   a) A incontinência urinária acomete mais mulheres do que homens e é prevalente em pessoas mais velhas, apesar de poder ocorrer em qualquer fase da vida.

   b) O treinamento de força para a região do assoalho pélvico pode construir o suporte estrutural da pelve, elevando permanentemente a placa levantadora para uma posição mais alta dentro da pélvis, além de aumentar a hipertrofia dos músculos ali localizados.

   c) A incontinência urinária é definida como qualquer perda involuntária de urina suficiente para gerar um problema social ou higiênico e, atualmente, é considerada um problema de saúde pública.

   d) Apesar de ser um problema social, em muitos casos, a incontinência urinária pode ser tratada por meio de exercícios específicos para essa região e, portanto, deve ser uma das preocupações do profissional da saúde.

   e) O assoalho pélvico compreende a região da abertura superior da pelve e é formado por músculos, ligamentos e fáscias ali localizados.

2. Analise o parágrafo a seguir e assinale a alternativa que completa adequadamente as lacunas:

   O impacto femoroacetabular é uma condição que resulta do contato anormal entre a _____ e o _____, que leva a um choque mecânico causador de microtraumatismos aplicados no _____ e na cartilagem acetabular.

Normalmente, os movimentos na articulação do quadril que estão associados ao impacto femoroacetabular são os de flexão, adução e _____, realizados simultaneamente.

a) borda glenoidal; fêmur; *labrum;* rotação interna.

b) borda acetabular; fêmur; *labrum;* rotação interna.

c) borda acetabular; trocânter maior; ligamento redondo; rotação interna.

d) borda glenoidal; fêmur; *labrum;* rotação externa.

e) borda acetabular; fêmur; ligamento redondo; rotação externa.

3. Analise as afirmações a seguir sobre as patologias frequentes localizadas no joelho e no tornozelo e indique V para as verdadeiras e F para as falsas.

( ) A condromalácia é uma característica anormal da cartilagem que recobre a região articular da patela e tem classificação de 1 a 4 dependendo do grau de acometimento.

( ) A cartilagem patelar é um tecido que apresenta terminações nervosas e, portanto, sentimos dores caso ocorra uma lesão nessa estrutura.

( ) A síndrome da dor patelofemoral trata-se de uma condição dolorosa na região do joelho que envolve, sobretudo, a patela e o fêmur.

( ) Considerando que há baixo potencial de cicatrização nas cartilagens do joelho, o principal objetivo do profissional é evitar a progressão da doença, reeducando o cliente sobre os movimentos articulares a serem evitados, além do fortalecimento dos músculos da região.

( ) As entorses de tornozelo por eversão envolvendo a distensão ou a ruptura dos ligamentos mediais são muito mais comuns do que as entorses por inversão nos ligamentos laterais.

Agora, assinale a alternativa que apresenta a sequência correta:

a) V, V, V, V, F.

b) V, F, F, V, F.

c) F, F, V, F, V.

d) V, F, V, V, F.

e) F, F, V, V, F.

4. Sobre o impacto femoroacetabular, assinale a alternativa correta:

a) O impacto do tipo *pincer* caracteriza-se por uma formação óssea normalmente localizada na porção anterior e superior da borda do acetábulo. Essa deformidade é bastante associada à lesão do *labrum*, pelo fato de essa estrutura ficar comprimida entre o fêmur e o acetábulo nas posições de impacto.

b) O impacto do tipo *cam* é caracterizado por uma cabeça do fêmur não esférica, que provoca lesão no *labrum*, mas também é o principal responsável por lesão de cartilagem do quadril durante os movimentos de extensão e rotação interna da coxa.

c) O impacto do tipo *pincer* caracteriza-se por uma formação óssea, normalmente localizada na porção posterior e superior da borda do acetábulo. Nesses casos, há grande associação à lesão no colo do fêmur em razão dos impactos causados pelo contato dessas estruturas.

d) O impacto do tipo *cam* é caracterizado por uma formação óssea localizada na região anterior e superior a borda do acetábulo. Nesse tipo de situação, a lesão das cartilagens do quadril é muito afetada em virtude da compressão sofrida entre os ossos do fêmur e acetábulo.

5. (AOCP – 2015 – EBSERH) Assinale a alternativa **incorreta** sobre a condromalácia patelar:

Ano: 2015 **Banca:** INSTITUTO AOCP **Órgão:** EBSERH **Prova:** Fisioterapeuta (HC-UFG)

a) A condromalácia possui quatro estágios, sendo que o edema e o amolecimento da cartilagem ocorrem apenas no 4º estágio.

b) A condromalácia patelar é comum em jovens adultos, especialmente jogadores de futebol, ciclistas, jogadores de tênis e corredores.

c) A condromalácia é caracterizada pelo amolecimento da cartilagem patelar, que pode ser provocado pelo desequilíbrio articular.

d) Um dos fatores que pode predispor ao aparecimento da condromalácia é a falta de aquecimento antes de praticar exercício físico.

e) Exercícios de alto impacto devem ser evitados pelo portador de condromalácia patelar.

6. Sobre a biomecânica dos membros inferiores, analise as afirmações a seguir e indique V para as verdadeiras e F para as falsas.

( ) É possível afirmar que o músculo reto femoral está em insuficiência ativa quando o quadril está em máxima flexão, enquanto o joelho está em máxima extensão.

( ) O *labrum* do acetábulo é uma estrutura fibrocartilaginosa, localizada na borda do acetábulo com função de contenção, estabilização e aumento da superfície acetabular.

( ) A cartilagem patelar é denervada e vascularizada, por isso não sentimos dores quando ela é comprimida, mas, se lesionada, sua recuperação é rápida em razão do alto fluxo sanguíneo no local.

( ) Os meniscos são estruturas fibrocartilaginosas semi-circulares localizadas entre o fêmur e tíbia. Entre suas funções estão amortecimento de impacto, lubrificação, estabilização e distribuição das cargas que passam nessa articulação.

Agora, assinale a alternativa que apresenta a sequência correta:

a) V, V, F, F.

b) F, V, F, V.

c) V, V, F, V.

d) F, F, V, V.

e) V, F, F, V.

7. (Instituto Pró-Município – 2018 – Prefeitura de Solonópole/CE) A patela é o maior osso sesamoide do corpo humano, é dividida em base (larga e superior) e ápice (pontiaguda e inferior) e articula-se somente com o fêmur. O ligamento patelar é uma fita de tecido fibroso que liga o ápice da patela à parte inferior do tubérculo da tíbia. Assinale a alternativa correta sobre a principal função biomecânica da patela:

a) Bloquear os movimentos sobre o plano coronal.

b) Aumentar o braço de alavanca do quadríceps.

c) Aumentar o torque mecânico do quadríceps.

d) Limitar os movimentos de rotação do joelho.

Atividades de aprendizagem

Questões para reflexão

1. Embora seja um tema delicado para conversar com os clientes, o percentual de pessoas acometidas por problemas relacionados à incontinência urinária é grande, principalmente entre as do gênero feminino. Como é possível adotar práticas e

formas de introduzir esse tema nas aulas para auxiliar a prevenção e para que as pessoas procurem ajuda profissional nessas situações?

2. Entre os exercícios para membros inferiores estão variações que geram grande risco de lesão para os clientes, dependendo de algumas características anatômicas. Entre as variações que você utiliza e conhece, quais são aquelas que apresentam menor e maior risco de desenvolvimento de impacto femoroacetabular e condromalácia patelar? Justifique.

Atividade aplicada: prática

1. Conhecer e sentir o corpo em seus detalhes é um dos processos fundamentais para ser mais eficiente nas orientações práticas com os clientes. Realize uma pesquisa sobre locais que desenvolvam atividades que você nunca praticou, por exemplo, pilates, yoga, ginástica hipopressiva, calistenia etc. Faça ao menos uma aula experimental em cada uma delas para visualizar as diversas formas de perceber seu corpo e as diferentes orientações dadas por esses profissionais.

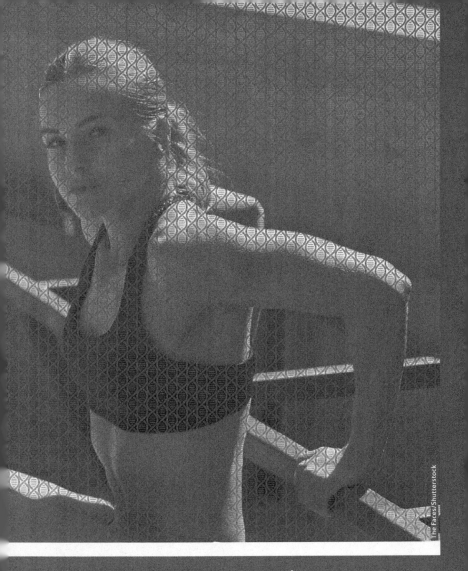

Capítulo 4

Biomecânica aplicada ao *shoulder core*

Se a articulação do ombro é a que apresenta a maior amplitude de movimento do corpo humano e ainda conta com pequena face glenoumeral, imaginemos os mecanismos e a quantidade de músculos necessários para movimentá-la com segurança e eficiência! Por isso, é comum as pesquisas demonstrarem que a incidência de lesões nessa articulação é alta, tanto em indivíduos sedentários quanto em pessoas ativas apenas por recreação ou em atletas de alto rendimento.

Assim, neste capítulo, analisaremos os detalhes do *shoulder core,* que propiciam ao profissional prescrever e orientar com mais qualidade os exercícios físicos que envolvem a mobilização ou a estabilização de membros superiores.

4.1 Conceito e anatomia do *shoulder core*

O *shoulder core* é o nome utilizado para descrever o complexo do ombro, envolvendo seus músculos, suas articulações e seus movimentos (Py citado por Matos, 2014). É comum que, sobre a articulação do ombro, lembremos apenas da articulação glenoumeral, porém, para permitir estabilidade e mobilidade saudável nessa articulação específica, muitos outros músculos e articulações devem estar simultaneamente convergidos para garantir sua segurança e seu movimento.

Vejamos, no Quadro 4.1, os músculos desse complexo e suas funções, considerando o corpo em pé e em posição neutra.

Quadro 4.1 Descrição dos músculos do shoulder core, suas origens, inserções e movimentos realizados

Shoulder core	Origem	Inserção	Ação
Supraespinhal	Fossa supraespinhal	Tubérculo maior do úmero	Abdução e ajuda na rotação lateral
Infraespinhal	Fossa infraespinhal	Tubérculo maior do úmero	Rotação lateral e abdução horizontal
Subescapular	Toda a superfície anterior da escápula	Tubérculo menor do úmero	Rotação medial
Redondo menor	Margem posterolateral da escápula	Tubérculo maior, diáfise do úmero adjacente	Rotação lateral e abdução horizontal
Redondo maior	Margem lateral e ângulo inferior da escápula pela face posterior	Face anterior do úmero	Extensão, adução e rotação medial
Deltoide anterior	Terço externo da clavícula, acrômio, espinha da escápula	Tuberosidade deltoide do úmero	Flexão, adução horizontal e rotação medial
Deltoide medial	Terço externo da clavícula, acrômio, espinha da escápula	Tuberosidade deltoide do úmero	Abdução, abdução horizontal
Deltoide posterior	Terço externo da clavícula, acrômio, espinha da escápula	Tuberosidade deltoide do úmero	Extensão, abdução horizontal e rotação lateral

(continua)

(Quadro 4.1 – conclusão)

Shoulder core	Origem	Inserção	Ação
Trapézio	Linha nucal superior, ligamento nucal e processos espinhosos da C7 a T12	Borda posterior da clavícula, acrômio e espinha da escápula	Elevação do Ombro, retração das escápulas, rotação superior das escápulas e depressão de ombro, inclinação homolateral, rotação contralateral e extensão da cabeça
Peitoral maior (parte clavicular)	Dois terços mediais da clavícula	Face lateral do úmero longo abaixo da cabeça	Flexão, adução horizontal e rotação medial
Peitoral maior (parte esternal)	Face anterior do esterno e cartilagem das primeiras seis costelas	Face lateral do úmero longo abaixo da cabeça	Extensão, adução, adução horizontal e rotação medial
Serrátil anterior	Face externa da 1ª a 9ª costela	Borda medial, ângulo superior e inferior da escápula	Rotação superior, protração e depressão da escápula
Romboide	Processos espinhosos da C7 à T5	Borda medial da escápula	Retração e rotação inferior das escápulas e elevação do ombro
Grande dorsal	Seis vértebras torácicas inferiores e todas as vértebras lombares, face posterior do sacro, crista ilíaca, três costelas superiores	Face anterior do úmero	Extensão, adução, rotação medial e adução horizontal

Fonte: Hall, 2013.

No complexo do *shoulder core*, identificamos também um grupo muscular bastante conhecido, o *manguito rotador*, compreendido pelos músculos subescapular, infraespinhal, supraespinhal e redondo menor. Entre suas funções está a de realizar as rotações externa e interna, além de ter grande responsabilidade na estabilização da articulação glenoumeral.

O músculo subescapular é um dos estabilizadores da parte anterior da cabeça do úmero, e, na parte posterior, o músculo infraespinhal é responsável por essa estabilização. Em razão do sentido oblíquo das fibras dos músculos infraespinhal, redondo menor e subescapular, eles têm função na depressão da cabeça do úmero, uma atividade importante para aumentar o espaço subacromial compreendido pela distância entre o acrômio e o tubérculo maior do úmero.

Funcionalmente, os músculos do manguito rotador em conjunto com o músculo deltoide formam um mecanismo estabilizador da articulação glenoumeral em virtude da força em elevação do músculo deltoide, somada às ações centralizadora e depressora do manguito rotador sobre a cabeça do úmero (Figura 4.1).

Figura 4.1 Ação dos músculos deltoide, supraespinhal e subescapular para a estabilização do úmero na cavidade glenoide

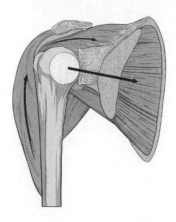

Will Amaro

4.2 Biomecânica do ombro e cotovelo

A grande amplitude de movimento da articulação dos ombros é fundamental para as atividades diárias e, ao mesmo tempo, pode proporcionar mais riscos para essa articulação. Essa capacidade de grandes movimentos é possibilitada pelas características das várias articulações que compõem o complexo do ombro, como a esternoclavicular, a acromioclavicular, a coracoclavicular, a glenoumeral e a escapulo torácica. Em decorrência do uso diário e intenso dos braços e das mãos, os ombros precisam ter alto grau de proteção estrutural e controle funcional.

■ Funções e movimentos

O complexo do ombro apresenta muitas articulações, e cada uma delas contribui para o movimento do braço, por meio de ações articulares coordenadas. Embora seja possível criar pequenos movimentos isolados em cada uma dessas articulações, o movimento amplo ocorre com a integração de atividades entre elas, permitindo também a mobilidade segura para o ombro. Entre os gestos da articulação dessa parte do corpo estão os de flexão, de extensão, de abdução, de adução, de circundação, de rotação lateral, de rotação medial, de abdução e de adução horizontal (Figura 4.2).

Figura 4.2 Movimentos da articulação do ombro

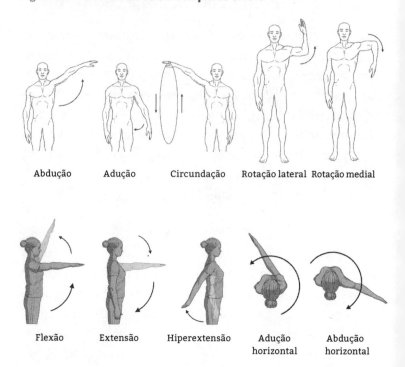

■ Estrutura

Na articulação do ombro encontramos bursas ou bolsas que secretam líquido sinovial, amortecem e reduzem o atrito entre as camadas de tecidos conectivos. A bolsa subacromial está localizada abaixo do acrômio da escápula e do ligamento coracoacromial e acima da articulação glenoumeral. Essa bolsa amortece os músculos do manguito rotador, mais especificamente o músculo supraespinhoso do acrômio, e pode ficar irritada quando comprimida repetidamente durante a ação de elevação do braço.

Vejamos, a seguir, as características estruturais de cada uma das articulações que compõem o complexo do ombro.

Esternoclavicular

O único ponto de fixação esquelética do membro superior ao tronco ocorre na articulação esternoclavicular. Trata-se de uma articulação sinovial que une a clavícula ao manúbrio do esterno e proporciona o eixo principal de rotação para os movimentos da clavícula e da escápula. Os movimentos da clavícula na articulação esternoclavicular verificam-se nos três planos de movimento, como no sentido superior (elevação) e inferior (depressão), nos sentidos anterior (protração) e posterior (retração), além da rotação anterior e posterior (Terry; Chopp, 2000). Na elevação máxima dos ombros, ocorre a posição de travamento dessa articulação, o que lhe proporciona estabilidade.

Acromioclavicular

É uma articulação sinovial plana entre a face articular do acrômio e a da clavícula. É nessa articulação que acontece a maioria dos movimentos da escápula relacionados à clavícula, e a articulação convive com grandes tensões de contato em razão do resultado das elevadas cargas axiais que são transmitidas pela articulação (Terry; Chopp, 2000). No movimento de elevação do braço há a rotação dessa articulação e, quando o braço está abduzido a 90°, ocorre a posição de travamento dessa articulação.

Coracoclavicular

A articulação coracoclavicular une a clavícula ao processo coracoide da escápula pelo ligamento chamado de *coracoclavicular*. Essa articulação permite pouco movimento. As articulações esternoclavicular, acromioclavicular e coracoclavicular estão representadas na Figura 4.3, a seguir.

Figura 4.3 Articulações esternoclavicular, acromioclavicular e coracoclavicular

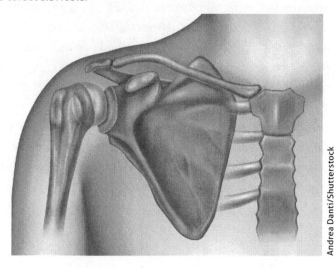

Glenoumeral

Podemos considerar essa como a principal articulação do complexo do ombro e a que permite a maior amplitude de movimento, até mesmo entre todas as articulações do corpo. Entre as características que possibilitam essa amplitude está a cavidade glenoidal rasa (Figura 4.4). Essa cavidade tem apenas um quarto do tamanho da cabeça do úmero, que, por sua vez, mantém contato na cavidade por apenas 25% a 30% de seu tamanho.

Como há pouco contato entre a cavidade glenoidal e a cabeça do úmero, a articulação glenoumeral depende muito das estruturas ligamentares e musculares para manter sua estabilidade. Essa estabilidade é proporcionada por componentes estáticos e dinâmicos, que viabilizam sustentação e orientação, além de manter a cabeça do úmero na cavidade glenoidal (Terry; Chopp, 2000).

Entre os estabilizadores estáticos passivos estão a superfície articular, o *labrum* glenoidal, os ligamentos e a capsula articular. Essa articulação também está completamente vedada, o que proporciona sucção e resistência às forças de luxação. Com relação aos estabilizadores dinâmicos, podemos considerar alguns músculos, como os do manguito rotador, que se contraem em um padrão coordenado para comprimir a cabeça do úmero contra a cavidade glenoidal. Eles também fazem a rotação e a depressão da cabeça do úmero durante a elevação do braço, para que a cabeça do úmero seja mantida em sua posição na articulação (Terry; Chopp, 2000).

Figura 4.4 Cavidade glenoidal

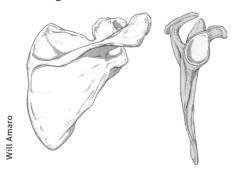

Will Amaro

Escapulotorácica

Podemos considerar a articulação escapulotorácica como uma articulação funcional, pois não apresenta as características anatômicas comuns às demais articulações, como a união por tecidos cartilaginosos. Essa articulação consiste na escápula e em seus músculos, atuantes na estabilização do ombro. Para facilitar os movimentos dos membros superiores, é necessária a mobilidade da articulação escapulotorácica para o consequente posicionamento da articulação glenoumeral.

Os movimentos e a importância do movimento equilibrado entre essa articulação e a glenoumeral serão descritos na próxima seção.

Articulação do cotovelo

Embora o cotovelo seja considerado comumente uma articulação em dobradiça, na verdade, ele apresenta três articulações que permitem movimento entre os três ossos do braço e do antebraço – úmero, rádio e ulna. Todas estão contidas na mesma cápsula articular, que é reforçada pelos ligamentos colateral radial anterior e posterior e colateral ulnar.

O movimento entre o braço e antebraço ocorre na articulação umeroulnar e também na umeroradial, em contrapartida os movimentos entre o rádio e a ulna ocorrem nas articulações radioulnares (Fornalski; Gupta; Lee, 2003). O úmero tem dois epicôndilos, um lateral e um medial, além da tróclea, que faz contato com a ulna para os movimentos de flexão e de extensão do cotovelo (Figura 4.5). No antebraço, os movimentos são os de supinação e de pronação (Fornalski; Gupta; Lee, 2003).

Figura 4.5 Articulação do cotovelo

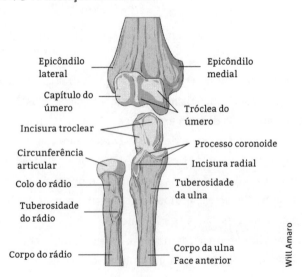

▣ Mecanismos de lesões nos membros superiores

A lesão mais comum entre atletas ou trabalhadores que realizam movimentos com os braços acima da cabeça, mais especificamente abdução ou flexão associada à rotação medial, é a síndrome do impacto no ombro (Michener; McClure; Karduna, 2003). A causa do distúrbio é a pressão progressiva sobre os tendões do manguito rotador pelas estruturas ósseas e de tecido mole da região. Esse contato pode resultar em inflamação dos tendões ou das bursas ou, em casos graves, na ruptura de um dos tendões do manguito rotador. O músculo mais comumente afetado é o supraespinhoso (Koester; George; Kuhn, 2005).

Recentemente, um grupo de pesquisadores reconstruiu modelos anatômicos tridimensionais a partir de imagens de ressonância magnética do ombro de indivíduos sintomáticos e assintomáticos para síndrome do impacto no ombro. Eles identificaram a ocorrência da distância mínima entre o arco coracoacromial e a inserção do músculo supraespinhoso no tubérculo maior – entre 30°-90° –, ao passo que a menor distância do tendão do supraespinhoso foi verificada entre 0°-60° (Lawrence et al., 2017). Os resultados desse estudo fornecem suporte para a compressão mecânica do manguito rotador como um mecanismo potencial para o desenvolvimento da síndrome do impacto no ombro.

Outro mecanismo que pode gerar maior risco para o desenvolvimento de lesões é o formato do acrômio. Um baixo ângulo lateral do acrômio (Bana; Miller; Totterman, 1995), como se ele estivesse inclinado para baixo no plano frontal, e uma grande extensão lateral do acrômio foram associados à maior prevalência de impacto e ruptura do manguito rotador (Balke et al., 2013).

4.3 Estrutura funcional do *shoulder core*

Como a articulação mais móvel e complexa do corpo humano, o ombro exige que vários músculos e articulações cooperem para um movimento saudável. Entre as articulações que permitem esses movimentos estão a esternoclavicular, a acromioclavicular, a coracoclavicular e a glenoumeral, mas destacaremos uma em especial para mostrar sua importância na estabilidade e nas amplitudes saudáveis do ombro: a escapulotorácica.

Um bom desempenho biomecânico dos membros superiores depende muito dos movimentos adequados das escápulas na parede torácica. A escápula é capaz de se movimentar em três dimensões, e os músculos fixados nessa estrutura realizam duas funções importantes. A primeira refere-se à estabilização da região do ombro por meio da estabilidade da escápula, e a segunda, à facilitação dos movimentos dos membros superiores pela movimentação da escápula, o que acarreta um melhor posicionamento da cavidade glenoidal para a adequada congruência com a cabeça do úmero.

Assim como para segurar uma bola pesada e de tamanho grande em uma das mãos, é mais fácil que nossa mão esteja embaixo da bola; também é mais fácil para a cavidade glenoidal segurar a cabeça do úmero se ela estiver bem posicionada. Por exemplo, se seu braço está levantado segurando um objeto e a cabeça do úmero sendo projetada para baixo, é importante que a cavidade glenoidal posicione-se abaixo do úmero para sustentá-lo (Figura 4.6).

Figura 4.6 Representação do movimento integrado entre as articulações escapulotorácica e glenoumeral

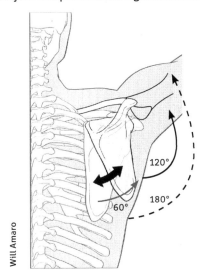

Nesse sentido, os responsáveis por esse posicionamento serão os músculos que movimentam a escápula e, portanto, posicionam a cavidade glenoide. Esse movimento integrado entre escápula e úmero é chamado de *ritmo escapuloumeral*, que será detalhado adiante.

O ótimo posicionamento das escápulas para a saúde das articulações do *shoulder core* tem sido estudado intensamente. Além da dinâmica necessária para essa articulação tornar os movimentos seguros, outro detalhe importante a considerar é o *plano das escápulas* quando realizamos exercícios para membros superiores com os clientes.

O plano das escápulas é descrito como a posição normal de repouso das escápulas, ou seja, como elas se encontram na caixa torácica posterior. Em regra, esse estado de repouso escapular tem uma rotação interna em torno de 30° a 45°, como mostra a Figura 4.7, a seguir.

Figura 4.7 Plano das escápulas

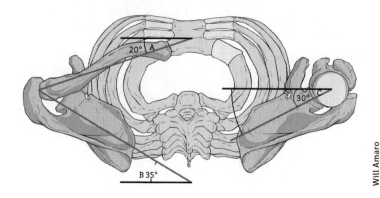

Existem algumas razões pelas quais é interessante utilizar esse plano escapular específico para realizar exercícios que envolvam a elevação do braço. Quando ele é respeitado, os músculos que sustentam as escápulas estão em uma relação de comprimento e tensão ótima, proporcionando mais facilidade na estabilidade ou movimentação escapular durante a elevação do úmero. Browne et al. (1990) observaram que as maiores amplitudes de elevação glenoumeral foram atingidas quando realizadas entre o plano da escápula e até 25° de adução horizontal anterior, além de uma rotação externa do úmero de aproximadamente 35°. Isso revela que, para termos mais liberdade na articulação glenoumeral em exercícios, como na elevação lateral ou em desenvolvimentos, uma boa estratégia para proporcionar mais segurança é abduzir horizontalmente o ombro (em torno de 35° a 45°) e realizar uma leve rotação externa durante a execução dos movimentos.

4.3.1 Ritmo escapuloumeral

O ritmo escapuloumeral é definido como a sequência de movimentos coordenados das articulações glenoumeral e escapulotorácica, os quais garantem segurança e eficiência nos movimentos do ombro. Essas duas articulações realizam movimentos nas três dimensões do espaço, sendo a escapulotorácica a que efetua movimentos bem característicos e importantes de ser entendidos para o bom funcionamento dessa articulação.

A articulação escapulotorácica é considerada uma articulação funcional, pois não apresenta os elementos anatômicos de uma articulação típica (como joelho e cotovelo), entretanto age como uma articulação plana, permitindo movimentos de deslizamento da escápula sobre o gradil costal. Seus movimentos envolvem basicamente o afastamento (protração) e a aproximação (retração) das escápulas, mas sempre em mais de um plano de movimento, ou seja, há movimentos associados de rotações interna e externa, rotações superior e inferior e, ainda, inclinações anterior e posterior (Figura 4.8).

Figura 4.8 Movimentos da articulação escapulotorácica

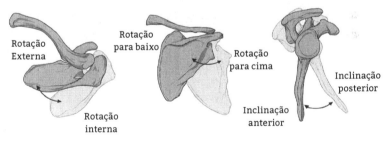

Alguns estudos já evidenciaram que a falta de coordenação entre as articulações escapulotorácica e glenoumeral está associada a vários problemas, como a síndrome do impacto no ombro, a tendinopatia e/ou ruptura do manguito rotador, a instabilidade glenoumeral e a capsulite adesiva (Ludewig; Reynolds, 2009; Uga; Nakazawa; Sakamoto, 2016). Quando há essa alteração dos movimentos normais da escápula, tanto na posição estática quanto em sua dinâmica no movimento integrado com a articulação glenoumeral, dá-se o nome de *discinese escapular*. A discinese pode ser constatada em apenas uma das escápulas de uma mesma pessoa (Figura 4.9), como também em ambas as escápulas.

Figura 4.9 Discinese escapular na posição estática

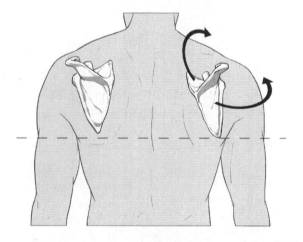

A discinese escapular gera uma base instável no manguito rotador e está presente na maior parte das lesões no ombro. Embora ainda não estejam claros os motivos da associação constante entre as lesões no ombro e essa anomalia, já se sabe que estratégias de tratamento podem ser mais efetivamente implementadas se avaliada e tratada a discinese escapular (Kibler et al., 2013).

Naturalmente, o corpo busca os ajustes necessários para o ritmo escapuloumeral, porém alguns fatores, como desequilíbrios musculares, má postura, lesões anteriores e disfunções proprioceptivas, não permitem que os movimentos das escápulas fiquem congruentes em relação à articulação glenoumeral, gerando mais riscos de desenvolvimento de patologias no ombro (Burkhart; Morgan; Kibler, 2003).

Apesar de vários motivos estarem associados à discinese, as causas mais comuns resultam da alteração do controle neuromuscular e da coordenação dos músculos estabilizadores da escápula, bem como da pouca força muscular e/ou da falta de flexibilidade no complexo articular do ombro (Ludewig; Reynolds, 2009). Além disso, muitos profissionais da saúde ainda acreditam que a estabilização escapular deva ser feita em todos os movimentos de membros superiores, como supino ou remadas, impossibilitando o movimento natural das escápulas e o consequente fortalecimento dos músculos que as movimentam.

Dessa forma, avaliar a biomecânica do complexo escapular no repouso ou nos movimentos integrados com o úmero é fundamental para o profissional da saúde adotar estratégias de fortalecimento e de tratamento.

Na maioria das vezes, o processo de avaliação da discinese é mais qualitativo que quantitativo, pois envolve apenas a avaliação visual e clínica. Esses testes avaliam a posição das escápulas durante o repouso e seu comportamento, associado à movimentação do úmero. Na avaliação, algumas manobras corretivas da escápula podem auxiliar no diagnóstico e também na implicação da discinesia nas lesões do complexo articular do ombro.

Um dos testes mais utilizados atualmente é o STD (*Scapular Dyskinesis Test* – Teste de Discinese Escapular, em tradução livre). Essa avaliação consiste em realizar 5 movimentos bilaterais e lentos (3s) de abdução do ombro, seguidos de 5 movimentos bilaterais e lentos (3s) de flexão do ombro com um halter de 1,4 kg (3 lb) para avaliados que pesam menos de 68,1 kg, e com um halter de 2,3 kg (5 lb) para aqueles que pesam mais de 68,1 kg (McClure et al., 2009).

Vejamos, a seguir, as definições utilizadas para se considerar a discinese ou um ritmo escapuloumeral normal:

- **Ritmo escapuloumeral normal:** quando a escápula está estável e com mínimo movimento durante a fase inicial de abdução do ombro (30° a 60°). Após esses graus, ela, suave e continuamente, gira para cima durante a elevação do úmero e, da mesma forma, gira para baixo na descida do úmero. Não é detectado um afastamento das bordas medial e inferior em relação à caixa torácica.
- **Discinese escapular:** uma ou ambas, entre as seguintes anormalidades de movimento, devem estar presentes:
  - **Disritmia:** a escápula demonstra uma elevação ou protração prematura ou excessiva. O movimento escapular não é contínuo nem suave durante a abdução ou adução do ombro, ou há uma rápida rotação descendente durante a adução do úmero.
  - **Afastamento:** a borda medial e/ou o ângulo inferior da escápula estão posteriormente afastados para longe da caixa torácica.

Após os movimentos, o avaliador classifica separadamente os movimentos escapulares na flexão e na abdução, conforme disposto no Quadro 4.2, a seguir.

Quadro 4.2 Classificação dos movimentos escapulares nos movimentos de flexão e abdução horizontal do ombro

Movimento normal	Anormalidade sutil	Anormalidade óbvia
Sem evidência de anormalidade.	Evidência leve ou questionável de anormalidade, que não é consistentemente presente nos movimentos.	Anormalidade marcante, claramente aparente, evidente em pelo menos 3 das 5 tentativas (disritmia escapular ou afastamento da escápula de mais de 2,54 cm do tórax).

A classificação final é baseada na combinação dos movimentos de flexão e abdução, gerando uma especificação única do ritmo escapular individual, como mostra o Quadro 4.3, a seguir.

Quadro 4.3 Classificação geral dos movimentos escapulares

Movimento normal	Anormalidade sutil	Anormalidade óbvia
Ambos os movimentos dos testes foram classificados como normais ou um movimento foi normal e o outro com anormalidade sutil.	Tanto a flexão quanto a abdução foram classificadas como apresentando anormalidades sutis.	Tanto a flexão como a abdução foram classificadas como apresentando anormalidade óbvia.

Apesar de a discinese não ser considerada uma doença, mas uma alteração dos movimentos das escápulas, ela tem sido associada frequentemente a dores no complexo do ombro (Pluim, 2013; Burn et al., 2016, Hickey et al., 2018). Também é válido lembrar que a fadiga muscular afeta diretamente o ritmo escapuloumeral, o que resulta em falta de estabilidade e/ou movimentos compensatórios da escápula (McQuade; Dawson; Smidt, 1998), ou seja, dependendo do volume de treino para membros superiores, o controle escapular pode ser afetado e a segurança das articulações comprometida, restando ao profissional da saúde avaliar essas questões, bem como se o cliente está sendo capaz de realizar o ritmo escapuloumeral com a quantidade de exercícios propostos.

Além disso, existem evidências de que alterações nas ativações musculares do serrátil anterior e do trapézio (fibras superiores) estão associadas ao problema da discinese e a algumas patologias (Ludewig; Reynolds, 2009). Nesses casos, o serrátil anterior está enfraquecido ou apresenta menor ativação muscular em pessoas acometidas pela síndrome do impacto no ombro, ao passo que no trapézio superior a ativação é maior. Como o serrátil anterior é um potente estabilizador, além de ser capaz de realizar a rotação superior da escápula durante a elevação do úmero, essa ação reduz a probabilidade de compressão subacromial e consequentes patologias nessa região. Já o trapézio superior evita, em partes, que esse movimento aconteça e, na prática do dia a dia, percebemos que muitos clientes se queixam de tensão nesse músculo. Esses dados demonstram a responsabilidade dos profissionais da saúde na avaliação e treinamento dos movimentos associados a esses grupos musculares e ao ritmo escapuloumeral.

Como esses movimentos entre escápula e úmero não são facilmente observáveis de maneira visual pelo próprio cliente que os realiza, passa a ser mais difícil o entendimento e a propriocepção da dinâmica escapular nos exercícios para membros superiores. Entretanto, a seguir listaremos algumas orientações para facilitar o entendimento, tanto do profissional quanto do aluno, em exercícios que estão presentes na maioria dos planejamentos de exercícios resistidos.

- **No supino ou flexão de braço**: é comum escutarmos professores em sala de musculação solicitando ao aluno que feche as escápulas no banco durante a execução do supino. Esse movimento de retração escapular é realizado por músculos, como romboides e trapézio (fibras mediais), e impedem que as escápulas façam o movimento de protração e rotação superior, posicionando a cavidade glenoide mais abaixo do úmero. Um dos músculos primários que fazem esses movimentos é o serrátil anterior, e já comentamos sobre a relação desse músculo com a saúde do ombro. Portanto, por mais que a solicitação de retração escapular no exercício promova mais exigência do peitoral maior para controlar a articulação, já que a escápula não facilitará o movimento, realizar o exercício de supino ou de flexão de braços permitindo o percurso natural da escápula no final do movimento (onde os cotovelos estão esticados) é importante para a saúde da articulação.

- **Na barra fixa ou puxada alta no *pulley*:** esse talvez seja o movimento mais difícil de ser orientado pelos profissionais e entendido pelos clientes. Quando os cotovelos estão esticados, é importante que as escápulas sejam elevadas pela própria força que puxa os úmeros para cima. Em seguida, como educativo para a aprendizagem do ritmo escapular, solicitamos ao cliente que realize uma depressão dos ombros ainda com o cotovelo esticado. Esse movimento pode ser realizado por várias vezes, a fim de que o cliente compreenda o movimento a ser realizado; porém quando ele tiver capacidade de executar simultaneamente o movimento de rotação inferior (depressão) da escápula e de adução do úmero, deverá fazê-los de forma concomitante, visto que é mais funcional à articulação e às tarefas do dia a dia. Observe na prática que pessoas que não são orientadas costumam fazer esse tipo de exercício elevando os ombros, como se eles encostassem nas orelhas, após realizarem a fase concêntrica. Entretanto, nesse instante do movimento, os úmeros estão baixos (ombros aduzidos) e, portanto, é mais interessante que suas escápulas também estejam baixas, exigindo que músculos, como o peitoral menor e o serrátil anterior, estejam ativados.
- **Nas puxadas horizontais ou remada na máquina:** assim como nos exercícios anteriores, a movimentação das escápulas deverá estar presente. Quando os cotovelos estiverem esticados, as escápulas deverão ser puxadas em protração pela própria força da máquina, cabo, elástico, fita de suspensão etc. Em seguida, você solicita ao cliente que, ainda com os cotovelos esticados, realize o movimento de retração escapular ou, em uma linguagem mais simples, que aproxime as escápulas da coluna sem elevar os ombros. É importante tomar cuidado, uma vez que, ao abrir as escápulas, alguns clientes aumentam

a cifose torácica, perdendo a curvatura neutra dessa área da coluna. Deve-se enfatizar, então, que é necessário apenas movimentar as escápulas e não fletir a coluna para realizar esse movimento. Os exercícios de protração e de retração escapular podem ser realizados várias vezes, até que o cliente compreenda a dinâmica escapular e consiga fazer os movimentos conjugados de retração das escápulas e abdução horizontal do ombro.

- **No levantamento lateral ou desenvolvimento com barra ou halter**: para realizar esses exercícios, permitindo mais facilidade nos movimentos escapulares, é interessante realizá-lo em respeito ao plano das escápulas, ou seja, elevar os úmeros resguardando o ângulo de 30° a 45° de adução horizontal. Essa particularidade permite melhor relação de comprimento e tensão dos músculos que movimentam as escápulas e maior amplitude de movimentos de abdução do ombro, garantindo mais segurança à atividade. Se o exercício é a elevação lateral, em que os braços começam o movimento ao lado do corpo, nos ângulos entre 30° e 60°, suas escápulas deverão iniciar minimamente a ação, realizando continuamente a rotação superior, para garantir mais segurança ao movimento.

4.4 Patologias comuns no ombro

A dor no ombro é a segunda causa mais comum de dores musculoesqueléticas, perdendo apenas para a dor lombar (Picavet; Schouten, 2003). Ela pode afetar substancialmente a capacidade do indivíduo em realizar as atividades funcionais e também as atividades esportivas (Roe et al., 2013).

A seguir listaremos algumas das mais comuns patologias que envolvem a articulação do ombro e determinadas sugestões práticas de prevenção e de tratamento.

4.4.1 Síndrome do impacto do ombro

A síndrome do impacto é uma patologia inflamatória e degenerativa, que se caracteriza pelos impactos mecânicos, pelas compressões e pelo atrito constante de algumas estruturas que se localizam no espaço entre o úmero, o acrômio e o processo coracoide. Na maioria das vezes, o tendão afetado é o do músculo supraespinhal, mas também outras estruturas podem ser atingidas como o tendão do infraespinhal, o tendão da cabeça longa do bíceps braquial e a bursa subacromial.

Embora os primeiros sintomas dessa patologia possam surgir após um trauma, as dores geralmente se desenvolvem de forma gradual durante um período de semanas ou meses. A dor é tipicamente localizada na parte anterior e lateral do ombro (próximo ao acrômio) e, frequentemente, é irradiada para o úmero na parte lateral. É comum também que os clientes se queixem de dor à noite, quando deitam em cima do ombro ou com o braço acima da cabeça, bem como em atividades diárias como pentear o cabelo ou alcançar algum objeto em um armário alto, tudo isso associado a um déficit gradual de força muscular (Koester; George; Kuhn, 2005).

Essa patologia está entre as causas da tendinite crônica do ombro e é bastante comum em praticantes de atividade física com movimentos de elevação do úmero ou em trabalhadores de atividades laborais que exijam esforços repetitivos (Costa; Vieira, 2010).

Há muito tempo, cientistas vêm buscando entender os fatores de risco que predispõem uma redução do espaço subacromial e um decorrente aumento do risco da síndrome do impacto do ombro. Uma das hipóteses mais aceitas é que a elevação do úmero promova essa redução do espaço e o aumento do risco de desenvolver patologias (Lawrence et al., 2017). Embora a etiologia da doença do manguito rotador seja provavelmente multifatorial (Seitz et al., 2011), a compressão mecânica dos tendões desse conjunto durante os movimentos do ombro é um mecanismo que tem sido comumente teorizado.

Para esclarecer quais graus de elevação do úmero promovem mais riscos para a articulação, pesquisadores associaram, por meio de modelos anatômicos tridimensionais, a quantidade de espaço subacromial em 0°, 30°, 60° e 90° de elevação do úmero. Os resultados mostraram que a menor distância entre o arco coracoacromial e o tendão do supraespinhal ocorreu entre 0° e 60°, sugerindo que não somente atividades com os braços acima de 90° de abdução de ombro, como já foi teorizado por muito tempo, são prejudiciais a articulação do ombro (Lawrence et al., 2017). Quando avaliados sujeitos com e sem dor no ombro, foi observado que os indivíduos sintomáticos demonstraram menor rotação superior da escápula, justamente entre 30° e 60° de elevação do úmero (Lawrence et al., 2014).

Já destacamos que essa falta de coordenação entre a articulação escapulotorácica e escapuloumeral recebe o nome de *discinese escapular* e que ela pode aumentar o risco de dores no ombro em até 43%, mesmo em pessoas assintomáticas (Hickey et al., 2018). Portanto, a orientação do profissional da saúde aos clientes sobre o ritmo escapular é fundamental para a saúde dessa articulação. Exercícios específicos, mobilizações na articulação e terapias manuais já foram descritos na literatura como benéficos para melhorar as dores e reabilitar a discinese escapular dos sujeitos com a síndrome do impacto no ombro (Kromer et al., 2009; Michener; Walsworth; Burnet, 2004; Bang; Deyle, 2000).

Contudo, essa patologia também pode estar associada a uma predisposição anatômica. Alguns estudos sugerem que, dependendo do formato do acrômio (tipo I ou plano, tipo II ou curvo, tipo III ou ganchoso – Figura 4.10), aumenta-se a associação com a síndrome do impacto no ombro ou das lesões no manguito rotador (Bigliani; Levine, 1997; Toivonen; Tuite; Orwin, 1995; Flatow et al., 1994). Uma pesquisa mostrou que 70% a 80% das lesões no manguito rotador estavam associadas aos acrômios do tipo III, 20% a 30% com acrômios do tipo II, e 0% a 3% com acrômios do tipo I (Flatow et al., 1994). Apesar de outros estudos não encontrarem essa mesma relação com dados estatisticamente significativos, também foi observado que alterações morfológicas na estrutura do acrômio predispunham ao desenvolvimento de patologias (Balke et al., 2013; Michener; McClure; Karduna, 2003).

Figura 4.10 Tipos de acrômios

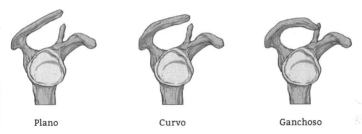

Plano   Curvo   Ganchoso

O conhecimento sobre os tipos de acrômios é importante para compreender um detalhe do *shoulder core*, porém vale lembrar que só é possível alterar essa estrutura óssea com uma cirurgia de raspagem (acromioplastia). De qualquer forma, é possível utilizar técnicas e posições em exercícios no intuito de reduzir a possibilidade de impacto nessas estruturas, mesmo desconhecendo o tipo do acrômio do cliente. Essas técnicas de orientação e cuidados práticos devem ser aplicados até em pessoas que não apresentam morfologia desfavorável.

Tratamento

O ritmo escapuloumeral normal ou o movimento coordenado da escápula e do úmero nos movimentos do ombro é a chave para a função eficiente e segura dessa articulação (Kibler; Sciascia, 2010). Portanto, é fundamental realizar uma avaliação e um diagnóstico dos fatores que estejam contribuindo para a discinese escapular, a fim de buscar a restauração dos movimentos.

Uma vez que a avaliação e o diagnóstico são feitos, o tratamento é iniciado a partir do fortalecimento da musculatura que estabiliza a escápula e fornece um ganho de mobilidade em todas as articulações que pertencem ao complexo do ombro. Esse início deve enfatizar os músculos depressores da cabeça umeral, como o redondo menor, o infraespinhal e o subescapular, em exercícios de rotações externa e interna. Associado a eles, também é necessário fortalecer outros músculos responsáveis pela estabilização escapular para que o cliente aprenda a manter a estrutura na posição correta, como o serrátil anterior, o trapézio médio e o inferior. A posição neutra escapular, em que se respeita o correto posicionamento na caixa torácica, bem como o plano das escápulas, reduz o risco de impacto e mantém boa relação entre comprimento e tensão dos músculos.

A progressão passa para os exercícios que envolvem o sincronismo dos movimentos e, logo, das forças musculares nas articulações escapulotorácica e escapuloumeral. Dessa forma, em todos os exercícios dinâmicos de membros superiores, deveremos respeitar os movimentos de protração, retração, elevação e depressão escapular, de acordo com o exercício realizado.

É importante salientar que um mesmo exercício de recuperação dos movimentos integrados entre escápula e úmero pode ser utilizado na reabilitação, no tratamento e na prevenção de patologias, assim como no fortalecimento muscular, visando à hipertrofia ou ao ganho de força. Por exemplo, se fizermos o exercício de remada horizontal com um cliente com dores no ombro, solicitaremos que ele faça o exercício preocupando-se com a retração e a protração escapular durante o movimento do úmero. Da mesma forma, se um cliente busca hipertrofia dos músculos da região das costas, solicitaremos que ele desenvolva o ritmo escapular adequado.

Alguns autores sugerem que os exercícios de reabilitação devem ser iniciados com baixas cargas e maior número de repetições, considerando que os músculos estabilizadores do complexo articular do ombro tendem a não aumentar sua ativação com o aumento das cargas (Reinold; Escamilla; Wilk, 2009). Outro trabalho importante é o proprioceptivo nas instabilidades do complexo articular do ombro, antes de iniciar exercícios com sobrecargas, no intuito de contribuir para melhor controle escapular, melhor ativação dos músculos do manguito rotador e redução do risco de lesões.

4.4.2 Bursite

O corpo humano tem muitas articulações sinoviais que são revestidas de cartilagem e contêm líquido sinovial para aliviar o atrito. Em regiões cujos tecidos são submetidos à fricção, geralmente próximas às inserções tendinosas e às articulações, existem pequenas glândulas ou bolsas chamadas de *bursa*, que servem para tornar mais fácil o deslizamento das estruturas.

As bursites são inflamações agudas ou crônicas dessas bolsas, constituídas de fibras colágenas e revestidas por membrana sinovial. No caso do ombro, a inflamação é na bursa subacromial, responsável por proteger tendões, ligamentos e músculos da superfície do acrômio.

A origem da bursite ainda não é completamente conhecida. Estima-se que a inflamação surge em razão de algum trauma ou de movimentos repetitivos. Portanto, para evitar que o cliente desenvolva a patologia, observe os movimentos que ele realiza no dia a dia, principalmente no trabalho, onde fica horas por dia e pode repetir gestos, aumentando a probabilidade de desenvolver uma inflamação na bursa posteriormente.

■ Tratamento

Compreender que a bursite é a consequência de um problema anterior é a chave para ter sucesso na recuperação. Mesmo que exista a necessidade do tratamento tradicional com medicamentos recomendados pelo médico, o entendimento dos fatores que podem estar associados à compressão da bursa é fundamental. Orientar a postura do cliente, em especial sobre movimentos de maior risco que ele faz em sua rotina diária, faz parte tanto da recuperação quanto da redução do risco de reincidência.

Como, em geral, a bursite é causada por uma diminuição no espaço subacromial, situação comum na síndrome do impacto do ombro, todo conhecimento e tratamento deve estar associado a essa outra condição.

4.4.3 Capsulite adesiva ou síndrome do ombro congelado

A capsulite adesiva (CA) é uma rigidez acompanhada de restrição dolorosa da movimentação da articulação glenoumeral em que o cliente apresenta mobilidade restringida de todos os planos de movimento, tanto ativa quanto passiva. A CA não é a única causadora de rigidez no ombro, uma vez que o sintoma pode também estar presente em outros processos patológicos que lesam as estruturas que compõem esse mecanismo articular. Essas alterações limitam a mobilidade do ombro, pela dor que provocam, e dão origem a contraturas musculares e retrações miotendíneas secundárias, sem que haja necessariamente retração fibrosa da cápsula articular, que continua com seu volume e seus recessos normais (Ferreira Filho, 2005).

Essa condição de rigidez apresenta causa muito diversificada, podendo instalar-se de forma espontânea ou desconhecida em razão de uma doença sistêmica, como o diabetes mellitus e o hipotireoidismo, ou de forma consequente a um trauma ou operação na articulação do ombro (Zuckerman; Rokito, 2011; Tasto; Elias, 2007).

A capsulite adesiva está entre as síndromes dolorosas do ombro que mais têm provocado controvérsias, tanto do ponto de vista diagnóstico quanto terapêutico. Isso se deve aos aspectos ainda obscuros das causas da patologia e à sua associação com doenças aparentemente sem relação direta com o ombro. O cliente acometido pela CA apresenta mobilidade restringida do ombro diferente em cada fase da patologia (Ferreira Filho, 2005).

Primeira fase

A primeira fase, ou *fase aguda*, tem início com uma dor leve, que, com algumas semanas, torna-se aguda e intensa, podendo ser acompanhada de fenômenos vasculares, como sudorese palmar e axilar. A dor aumenta durante a noite, perturbando o sono, e nessa fase a mobilidade do ombro é muito dolorosa, na qual os movimentos de abdução e de rotação interna e externa rapidamente perdem sua amplitude. Essa fase dura, em média, de três a seis meses.

Segunda fase

A segunda fase é chamada de *enrijecimento ou congelamento* e leva o início da aderência da cápsula articular à cabeça do ombro. A dor diminui de intensidade e deixa de ser contínua, mas persiste à noite e à tentativa de movimentação do ombro, que se apresenta rígido, com bloqueio completo da abdução e das rotações interna e externa. Essa fase dura, em média, 12 meses.

▪ Terceira fase

A terceira fase é caracterizada pela liberação progressiva dos movimentos e, em média, leva de 8 a 24 meses. De maneira natural, inicia-se a restauração da elasticidade capsular e ligamentar, porém, a completa recuperação da mobilidade da articulação do ombro é de difícil previsão. Isso ocorre porque a acentuada fibrose capsular pode não ser completamente reversível na CA de longa duração.

▪ Tratamento

Clientes que começam o tratamento na primeira fase (dolorosa) da patologia devem priorizar o alívio da dor, o que pode ser feito, por exemplo, mediante analgésicos, acupuntura e técnicas de terapia manual. Ainda que a cura gradativa e espontânea possa acontecer principalmente nas formas sem causas definidas da CA, o que leva alguns a minimizar sua importância, a forte dor contínua e de difícil controle na fase dolorosa pode incapacitar o cliente para as atividades da vida diária. Por isso, há um consenso de que o combate à dor e a mobilização precoce do ombro devem constituir o tratamento inicial de todos as pessoas acometidas pela capsulite adesiva (Godinho et al., 1995).

Após passar a fase de dor, precisamos auxiliar o cliente a recuperar a mobilidade da articulação. Isso é feito com movimentos de alongamento e mobilidade articular, que devem evitar a perda de mobilidade ao fim da última fase. Exercícios de fortalecimento também devem ser feitos quando a melhora da mobilidade e das dores permitir realizá-los.

4.5 Patologias comuns no cotovelo e punho

4.5.1 Epicondilite lateral no cotovelo

Segundo Lech, Piluski e Severo (2003), "a epicondilite lateral, também conhecida como cotovelo de tenista, é a causa mais comum de dor no cotovelo". Atualmente, está claro que a epicondilite lateral é uma afecção degenerativa (tendinose) que compromete os tendões extensores do cotovelo, originados no epicôndilo lateral; ou seja, apesar de uma inflamação poder acometer a região (tendinite), essas são duas causas distintas de patologias (Cohen; Mota Filho, 2012).

A tendinose é um processo que degenera o colágeno de um tendão como resposta ao excesso de uso crônico. Quando esse excesso de uso é mantido sem que o tendão tenha tempo para repousar e cicatrizar, ocorre a tendinose. Desde movimentos de pequena amplitude, como clicar no *mouse* do computador, até movimentos amplos, como praticar esportes como o tênis, a tendinose poderá ocorrer, contanto que esses movimentos sejam executados repetidamente.

A epicondilite lateral desenvolve-se, inicialmente, por microlesões na origem da musculatura extensora do cotovelo, e o tendão mais acometido é o extensor radial curto do carpo (Cohen; Mota Filho, 2012). A dor relatada é comumente intensa e aguda, o que dificulta os movimentos de extensão da articulação do punho e dos dedos, com piora à medida que haja resistência do punho com o cotovelo em extensão.

Existem dois testes simples que podem ser realizados com o objetivo de identificar a dor relatada pelo cliente. O primeiro é feito com o cotovelo em 90° de flexão e com a pronação do antebraço. Assim, solicitamos ao cliente que realize a extensão do punho contra a resistência, que será imposta por você. Outra possibilidade é pedir que ele, com a mão fechada, faça a dorsiflexão do punho e a extensão do cotovelo. Forçaremos, então, o punho em flexão, e o aluno será orientado a resistir ao movimento, realizando a extensão do punho. Os dois testes serão positivos para epicondilite lateral quando o cliente informar dor nessa região do epicôndilo, onde se encontra a origem da musculatura extensora do punho e dedos (Cohen; Mota Filho, 2012).

■ Tratamento

O controle da dor será o objetivo principal do tratamento inicial, por meio do repouso relativo, ou seja, não com a privação da atividade, mas com o controle do excesso. A utilização de imobilização com gesso não é efetiva, uma vez que, normalmente, a dor reaparece quando as atividades são retomadas (Cohen; Mota Filho, 2012).

Depois de controlada a dor, o cliente começará a realizar exercícios de alongamento e ganhará amplitude articular do punho e do cotovelo, seguidos de exercícios isométricos e isocinéticos. Não existindo mais dor, inicia-se o processo de reforço muscular de todos os músculos extensores e flexores do punho e do cotovelo. A liberação para qualquer atividade, esportiva ou laboral, ocorre quando o cliente for capaz de realizar exercícios de repetição, até o cansaço, sem que sinta as mesmas dores anteriormente relatadas.

4.5.2 Tenossinovite

Ao passo que a tendinite é a inflamação de um tendão, que frequentemente se desenvolve após degeneração (tendinopatia), a tenossinovite é uma tendinite com inflamação do revestimento da bainha. Essa inflamação leva ao espessamento da bainha do tendão, o que promove a constrição tendinosa durante seu deslizamento.

Essa patologia pode estar associada a diversas causas, como doenças reumatológicas, distúrbios metabólicos, tumores, doenças infecciosas e traumas. Quando resultantes de microtraumatismos de repetição, elas são enquadradas como lesões por esforços repetitivos (LER) ou, se estiverem relacionadas a esforços realizados no trabalho, são diagnosticadas como doenças osteoarticulares relacionadas ao trabalho (DORT).

No Brasil, a tenossinovite e suas consequências dolorosas em trabalhadores é responsável por parte da ausência laboral, o que preocupa os profissionais da saúde e empresas. Algumas pesquisas realizadas por meio dos dados da previdência social indicaram que, em 2008, os distúrbios osteomusculares corresponderam a 22% dos casos de afastamento e concessão de auxílio-doença. Entre esses casos, as tenossinovites e as sinovites representaram cerca de 11% do total (Vieira; Albuquerque-Oliveira; Barbosa-Branco, 2011).

Em geral, essa patologia ocorre no punho, como a síndrome de Quervain e a síndrome do túnel do carpo. As queixas mais frequentes são dores no local, inchaço e dificuldade nos movimentos por conta da inflamação. A síndrome de Quervain caracteriza-se pela irritação dos tendões do extensor curto e abdutor longo do polegar. Frequentemente, essa patologia é o resultado de movimentos repetitivos com o punho em situação não neutra, ou seja, quando ele está com um desvio radial, ulnar ou em flexão. Das alterações que acometem o punho, ela é uma das mais frequentes e são muito comuns em esportes como o tênis de mesa e a esgrima (Uribe et al., 2010).

Tratamento

O objetivo do tratamento não é desfazer o dano anatômico já instalado, mas retardar sua progressão e torná-lo assintomático. Os sintomas são aliviados por repouso ou imobilização do tendão, aplicação de calor (para inflamação crônica) ou de frio (para inflamação aguda) e altas doses de anti-inflamatórios não esteroidais. Se a dor for grave ou se o problema é crônico, geralmente é indicada a infiltração com corticoides.

Após a inflamação ser controlada, exercícios que aumentam gradualmente a amplitude dos movimentos devem ser feitos diversas vezes ao dia, como alongamentos de todos os músculos que movimentam o punho e os dedos. Aos poucos podem ser acrescentados exercícios de fortalecimento, à medida que as dores são reduzidas e as inflamações controladas.

Síntese

Se a dor no ombro é uma das causas mais comuns de dores musculoesqueléticas, compreender os detalhes biomecânicos dessa articulação torna-se fundamental para a prescrição de exercícios no âmbito da saúde e da *performance* esportiva.

A articulação escapulotorácica tem grande influência na qualidade e na segurança dos movimentos realizados pelo úmero, portanto é essencial que nós, profissionais da saúde, saibamos avaliar e orientar o ritmo escapuloumeral nos exercícios para membros superiores, bem como restringir ou aumentar as amplitudes de movimento, de acordo com as características individuais dos clientes.

Atividades de autoavaliação

1. (Vunesp – 2015 – HCFMUSP) "Alterações no ombro, decorrentes do pinçamento ou compressão da bursa subacromial, dos tendões do manguito rotador e do tendão da cabeça longa do bíceps contra o acrômio, articulação acromioclavicular, ligamento coracoacromial e processo coracoide, causando dor, inflamação e limitação funcional." Este quadro patológico refere-se a:

a) instabilidade glenoumeral.

b) capsulite adesiva.

c) ombro congelado.

d) síndrome do impacto.

e) bursite crônica.

2. Sobre o exercício de barra fixa, analise as afirmações a seguir.

I. Por ser um exercício de fácil entendimento biomecânico, tanto do cliente quanto do professor, os movimentos escapulares são realizados com naturalidade.

II. Um bom exercício educativo para a aprendizagem correta e segura do movimento de barra fixa é realizar a depressão dos ombros no início do movimento, com os cotovelos ainda estendidos. Porém, quando o cliente for capaz de efetuar o movimento associado entre escápula e úmero, deverá realizá-lo, visto que é mais funcional à articulação.

III. Grande parte das pessoas que não são orientadas nesse exercício realizam o movimento aproximando os ombros das orelhas, o que não favorece a depressão escapular e o fortalecimento dos músculos que realizam esse movimento.

Agora, assinale a alternativa correta:

a) As afirmações I e II são verdadeiras, e a afirmação III é falsa.

b) A afirmação II e III são verdadeiras, e a afirmação I é falsa.

c) As afirmações I e III são verdadeiras, e a afirmação II é falsa.

d) Todas as afirmações são falsas.

e) Todas as afirmações são verdadeiras.

3. (FGV – 2014 – Funarte) O comprometimento do espaço subacromial ou supra-umeral em decorrência de função muscular inadequada, relações posturais e mecânica articular falhas, lesão de tecidos moles nessa região ou anomalias estruturais do acrômio leva à Síndrome do Impacto. Neste espaço encontram-se as seguintes estruturas anatômicas:

a) músculo infraespinal e bursa subdeltóidea.

b) músculo deltoide e bursa subacromial.

c) músculo supraespinal e bursa subdeltóidea.

d) músculo supraespinal e porção longa do músculo bíceps braquial.

e) músculo infraespinal e bursa subacromial.

4. Analise as afirmações a seguir sobre os exercícios que envolvem abdução do ombro, como nos desenvolvimentos e no levantamento lateral.

I. Realizar esses movimentos no plano das escápulas permite melhor relação entre comprimento e tensão dos músculos ali localizados, o que proporciona mais facilidade na estabilidade ou na movimentação escapular.

II. A correta orientação profissional é para que o cliente mantenha as escápulas em rotação inferior, mesmo quando há máxima abdução do ombro, pois assim evita-se o impacto subacromial.

III. Entre os ângulos de 30° a 60° de abdução do ombro, a escápula deverá iniciar sua movimentação de rotação superior para garantir segurança ao movimento. Inclusive, no teste de discinese escapular, essa movimentação escapular deverá ser identificada conforme esses ângulos para que se possa considerar o movimento como usual.

É correto o que se afirma em:

a) I, apenas.

b) III, apenas.

c) I e II, apenas.

d) I e III, apenas.

e) I, II e III.

5. Analise o parágrafo a seguir e assinale a alternativa que preenche adequadamente a lacuna e descreve corretamente as características da palavra suprimida:

"A discinese escapular gera uma base instável no _____ e está presente na maior parte das lesões no ombro. Apesar de ainda não estar claro os motivos da associação constante entre as lesões no ombro e a discinese, já sabemos que estratégias de tratamento podem ser mais efetivamente implementadas se avaliada e tratada a discinese escapular" (Kibler et al., 2013).

a) acrômio: extremidade lateral da crista da escápula que se articula com a clavícula e dá fixação a uma parte dos músculos deltoide e trapézio.

b) acrômio: extremidade lateral da crista da escápula que se articula com a clavícula e dá fixação a uma parte dos músculos supraespinhal e trapézio.

c) manguito rotador: conjunto de músculos que inclui o subescapular, infraespinhal, supraespinhal e redondo menor. Entre suas funções está a de realizar as rotações externa e interna, além de ter grande responsabilidade na estabilização da articulação glenoumeral.

d) manguito rotador: conjunto de músculos que inclui o subescapular, infraespinhal, supraespinhal e redondo maior. Entre suas funções está a de realizar as rotações externa e interna, além de ter grande responsabilidade na estabilização da articulação glenoumeral.

e) epicôndilo medial do úmero: é uma eminência óssea localizada na extremidade distal do úmero, próxima à articulação desse osso com a ulna.

6. Sobre a biomecânica dos membros superiores, analise as afirmações a seguir e indique V para as verdadeiras e F para as falsas.

( ) A articulação escapulotorácica é uma articulação funcional, porque não apresenta as características anatômicas comuns às demais articulações, como união por tecidos cartilaginosos ou sinoviais.

( ) O cotovelo tem apenas duas articulações contidas na mesma cápsula articular, que é reforçada pelo ligamento colateral ulnar.

( ) Na articulação do ombro encontra-se a bursa ou a bolsa subacromial, que tem função de proteção para tendões e ossos.

( ) A articulação glenoumeral é uma das mais móveis do corpo humano, porque a cavidade glenoidal tem apenas um quarto do tamanho da cabeça do úmero, permitindo grandes amplitudes de movimento.

Agora, assinale a alternativa que apresenta a sequência correta:

a) V, F, F, V.
b) V, V, V, F.
c) F, V, F, V.
d) F, F, V, V.
e) V, F, V, V.

Atividades de aprendizagem

Questões para reflexão

1. Nas academias de musculação ou em outro tipo de atividade em que você foi o aluno/cliente, quantos profissionais orientaram-no a realizar o ritmo escapuloumeral durante os movimentos? Reflita sobre a qualidade do serviço que estamos

prestando e também sobre a nossa responsabilidade na saúde dos membros superiores dos clientes.

2. Um dos princípios do exercício físico é o da variabilidade. Assim, além de variarmos o volume ou a intensidade nos movimentos, podemos alterar o próprio exercício para oferecer novos estímulos musculares ou articulares. Entretanto, no propósito de variar os exercícios, muitas vezes por razões motivacionais, deparamo-nos com movimentos que promovem grandes riscos, comparados aos benefícios desse princípio. Quais dessas variações podem ser utilizadas com os clientes e quais delas apresentam baixo risco para a articulação do ombro?

Atividade aplicada: prática

1. Por vários motivos, os movimentos escapulares são mais complexos que a maioria dos outros movimentos articulares. Para facilitar essa compreensão, realize uma autoavaliação dos movimentos de sua escápula, inclusive com o auxílio da anatomia palpatória. Identifique proeminências ósseas como o acrômio e a crista/espinha da escápula e, ainda, tateando essas estruturas, realize movimentos em todas as direções com o úmero para identificar como sua escápula se move nesses movimentos. Aproveite para perceber a contração de alguns músculos, como o trapézio superior e serrátil anterior, através da palpação.

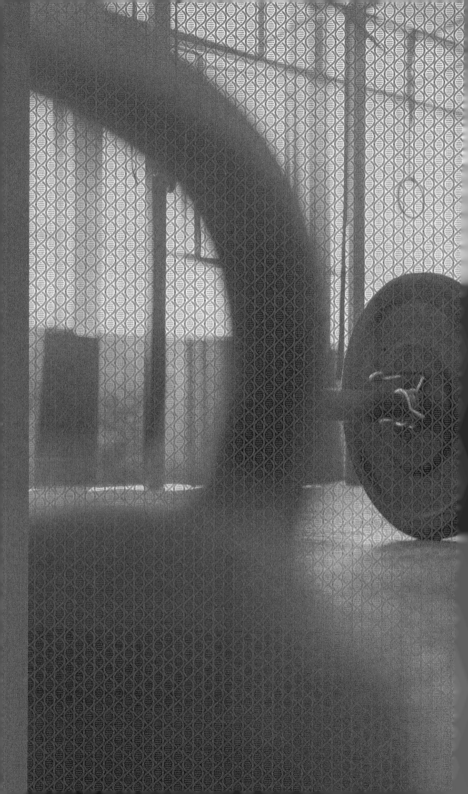

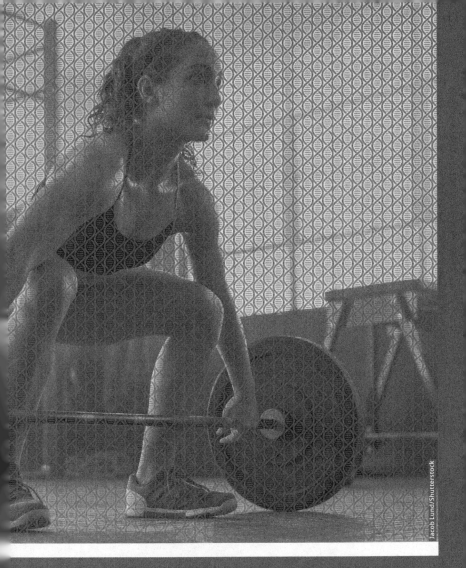

Capítulo 5

Os quatro passos para a análise biomecânica visual nos exercícios

A pós muito tempo de prática, visualizando exercícios com um olhar biomecânico, constatei que utilizava uma metodologia prática para facilitar minha compreensão sobre as forças que eram aplicadas nos corpos de meus clientes. Esse discernimento me permitia alterar detalhes nos exercícios, como deixá-los mais fáceis ou difíceis sem alterar a carga imposta, solicitar mais um grupo muscular que outro ou reduzir as sobrecargas em uma articulação se comparada à outra. Isso também me proporcionou mais credibilidade entre os alunos, além de segurança ao prescrever exercícios específicos para cada um deles.

Sempre utilizei esse passo a passo de maneira inconsciente. Contudo, para expandir esse conhecimento e facilitar o entendimento sobre a biomecânica aplicada, detalharemos cada etapa do processo neste capítulo. Ao compreender as próximas páginas, você será capaz de realizar análises biomecânicas eficientes e visualizar os exercícios sob uma nova perspectiva, mais prática e eficiente.

5.1 Passo 1 – visão 2D (plano do movimento)

Para realizar uma análise biomecânica visual e interpretar as forças internas e externas aplicadas ao corpo humano, é necessário visualizar o movimento no plano correto. Como em qualquer passo a passo que conta com uma ordem a ser seguida, pular essa primeira etapa comprometerá todo o entendimento posterior do exercício a ser analisado.

Esse primeiro passo recebe o nome de *visão 2D*, pois, em uma análise biomecânica visual (realizada pelo profissional durante a execução do exercício pelo cliente), é necessário visualizar o corpo no espaço de uma perspectiva bidimensional, ou seja, excluindo a profundidade do movimento. Basicamente, a melhor forma de imaginar essa situação é em uma foto, na qual podemos quantificar a altura e a largura de uma pessoa na posição em que se encontra, porém não conseguimos mensurar a profundidade.

Nesse primeiro momento, realize fotos dos movimentos e/ou desenhos no papel, isso facilitará sua compreensão sobre a visão 2D e o plano do movimento.

Existem três planos de movimento que dividem a massa do corpo humano na metade. Um plano é uma superfície plana imaginária e bidimensional e pode ser dividido em frontal, sagital e transverso (Figura 5.1). Uma maneira simples de saber se o exercício está sendo visualizado no plano correto é a capacidade de identificar ângulo(s) na(s) articulação(ões) envolvida(s) no movimento. Por exemplo, se um cliente executa uma rosca direta com uma barra, ao olhar de frente para ele (plano frontal) não será possível quantificar o ângulo do cotovelo, ou seja, a visualização do movimento estará no plano errado. Porém, se olhar no plano sagital, haverá a possibilidade de sugerir ou mensurar o ângulo de flexão da articulação do cotovelo com o auxílio de um goniômetro ou aplicativo de *smartphone*. A seguir descreveremos os três planos de movimento e suas características.

Figura 5.1 **Planos de movimento**

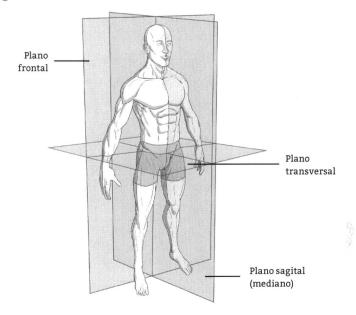

Plano frontal ou coronal

Esse plano divide o corpo verticalmente em metades, anterior e posterior, nas quais ocorrem os movimentos laterais do corpo e dos segmentos corporais. Os principais movimentos no plano frontal são as aduções e as abduções dos membros superiores e inferiores, porém outros movimentos, como a flexão lateral do tronco, a elevação e a depressão da cintura escapular, a eversão e a inversão do pé e o desvio radial e ulnar do punho, também integram esse plano.

Um exemplo de exercício no plano frontal é a elevação lateral em que os braços se movimentam lateralmente e é possível determinar o ângulo do ombro, como na Figura 5.2, a seguir.

Figura 5.2 Plano de movimento frontal no exercício elevação lateral

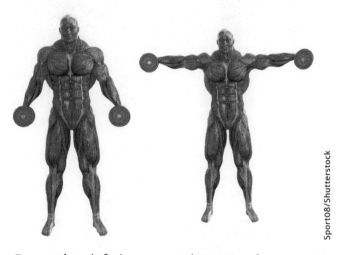

Em membros inferiores, os movimentos mais comuns nesse plano são os de abdução e de adução de quadril. Observe, na Figura 5.3, que, por mais que o indivíduo esteja de costas e deitado, o plano continua sendo o frontal. Isso ocorre porque o plano é sempre relativo ao corpo, e não ao espaço. Nesse caso, ele continua sendo dividido entre metades anterior e posterior.

Figura 5.3 Plano de movimento frontal no exercício de abdução de quadril em decúbito lateral

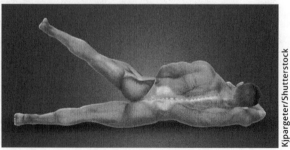

Plano sagital ou anteroposterior

Esse plano divide o corpo verticalmente em metades direita e esquerda, e os movimentos ocorrem para frente e para trás do corpo e dos segmentos corporais, sendo os mais comuns os de flexão e de extensão. Porém, se os braços ou as pernas são rodados medial ou lateralmente a partir da posição fundamental, a flexão e a extensão podem ocorrer em um plano diferente do sagital.

Um exemplo de exercício no plano sagital é o movimento de flexão da coluna e/ou do quadril durante a execução do abdominal (Figura 5.4). Observe que é possível identificar facilmente o ângulo da articulação do quadril, mas os ângulos da coluna não são reconhecidos. Isso ocorre porque os discos intervertebrais permitem pequenos graus de movimento entre as vértebras, ou seja, a soma desses graus possibilitará uma grande amplitude na flexão da coluna. Apesar dessa particularidade, o movimento continua sendo no plano sagital, e as medidas dos ângulos da coluna são aferidas a partir dessa posição.

Figura 5.4 Plano de movimento sagital no exercício de abdominal reto

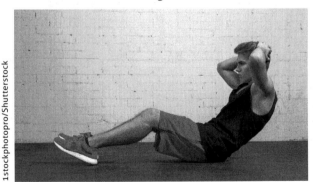

Em membros inferiores, um exemplo de exercício é o de extensão de joelhos na máquina extensora, como mostra a Figura 5.5, a seguir.

Figura 5.5 Plano de movimento sagital no exercício de extensão do joelho na máquina extensora

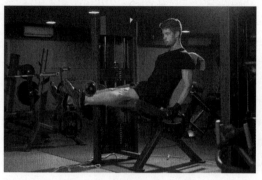

- **Plano transverso ou horizontal**

Nesse plano, o corpo é separado em metades: superior e inferior. É nele que ocorrem os movimentos horizontais do corpo e dos segmentos quando o corpo está na posição ereta. Movimentos comuns nesse plano são os rotacionais ao redor de um eixo longitudinal e incluem a rotação para a esquerda e direita da cabeça, do pescoço e do tronco, bem como a rotação medial e lateral de um braço ou de uma perna. Embora a adução e a abdução sejam movimentos no plano frontal, quando flexionamos o cotovelo ou o quadril a partir da posição fundamental, os movimentos destes segmentos passam a ser no plano transverso e são denominados *abdução* e *adução horizontal*.

Um exemplo desse movimento é o de rotação lateral ou medial do ombro (Figura 5.6). Podemos observar que é necessário analisar o exercício visualizando-o por cima da cabeça ou, até mesmo, em uma visão de baixo para cima (inferosuperior). Essas são as únicas maneiras de visualizar o ângulo nessa rotação.

Figura 5.6 Plano de movimento no exercício de rotação lateral ou medial de ombro

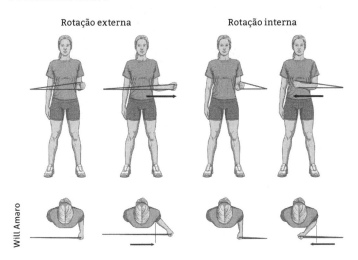

Embora muitos movimentos da vida diária não sejam orientados nos planos citados, como, por exemplo, o movimento de circundação, os três planos principais de referência ainda são úteis. Quando uma perspectiva não coincide exatamente com um dos três planos, ela se denomina *plano oblíquo*. Sempre que houver um movimento nesse campo, podemos fazer uma decomposição sobre a proporção em cada um dos planos anatômicos com os quais cruza (Leal; Martínez; Sieso, 2012).

Perceba que, durante as explicações sobre os planos, muitas vezes mencionamos o ângulo de uma articulação para facilitar a visualização no plano correto. Isso ocorre porque ele também pode ser descrito por meio da articulação e, consequentemente, dos ângulos formados por ela. Assim, como na descrição da posição anatômica ou fundamental, essa é uma simples referência para descrever os diferentes movimentos, mas que precisa ser considerada e visualizada corretamente para que possamos seguir para os próximos passos da análise biomecânica.

5.2 Passo 1 – visão 2D (eixos articulares)

Um eixo descreve uma linha que atravessa o centro do movimento, ou potencial movimento, e sempre será perpendicular ao plano. No corpo humano, existe uma infinidade de eixos de movimento, porém existem três eixos anatômicos de referência que são correspondentes com as três dimensões do espaço:

- **Eixo anteroposterior**: aquele que atravessa o centro de rotação com direção anterior-posterior em relação ao corpo.
- **Eixo lateromedial**: o eixo que atravessa o centro de rotação com direção lateral-medial em relação ao corpo.
- **Eixo superoinferior**: aquele que atravessa o centro de rotação com direção superior-inferior em relação ao corpo.

Mais importante que saber os nomes dos eixos é saber identificá-los no movimento a ser analisado biomecanicamente. Se a primeira etapa da visão 2D é visualizar o exercício no plano correto – e o eixo sempre será perpendicular a esse plano –, quando estivermos visualizando o exercício, o eixo articular será representado apenas por um ponto. Acompanhemos o exemplo a seguir.

Durante uma rosca direta tradicional, o plano do movimento é o sagital, e o eixo anatômico tem direção lateromedial. Como a condição elementar para iniciar a análise biomecânica é a visualização no plano correto, o eixo será representado apenas por um ponto na articulação do cotovelo (Figura 5.7). Isso porque, para visualizar a linha imaginária correspondente a esse eixo, teríamos de sair de um plano e ir para outro, o que impede de analisarmos corretamente a participação dessa articulação e também das forças aplicadas no movimento (Figura 5.8).

Figura 5.7 Eixo articular do cotovelo no exercício de rosca direta nos planos sagital e frontal

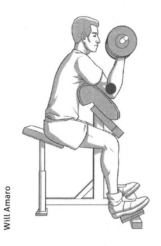

Figura 5.8 A observação da linha imaginária que forma o eixo impede de visualizar o movimento da maneira correta para a análise em 4 passos

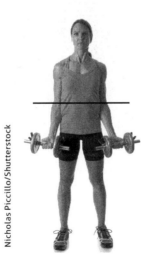

Assim, sempre que identificarmos o plano do movimento, simplesmente teremos de posicionar uma esfera no centro da

articulação ou das articulações a serem avaliadas. Obviamente, nesse mesmo exercício de rosca direta, poderíamos preencher a figura com os eixos da coluna, do quadril etc., porém selecionamos exclusivamente os eixos que são o foco do movimento e, nesse caso, poderíamos colocá-lo também no ombro, caso tivéssemos intenção de analisá-lo.

Um exemplo de eixo articular em membros inferiores e no plano frontal é o eixo do quadril no exercício passada lateral com *miniband* (Figura 5.9). No plano sagital, podemos identificar também um eixo no quadril no exercício de agachamento tradicional, porém, agora, esse eixo tem direção lateromedial (Figura 5.9).

Figura 5.9 Eixo articular do quadril nos movimentos de passada lateral (plano frontal) e de agachamento (plano sagital)

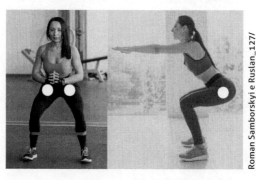

Roman Samborskyi e Ruslan_127/Shutterstock

Nos exercícios de tronco, há uma particularidade. Lembremos que as alavancas são formadas pela união de duas estruturas, provocando um potencial movimento de rotação, e nesse ponto de interrupção estará localizado o eixo. Considerando isso, nossa coluna conta com muitas estruturas (vértebras) que mantêm contato com os discos e, assim, teremos um eixo articular em cada disco intervertebral (Figura 5.10).

Figura 5.10 Eixos da coluna vertebral durante um exercício no plano sagital

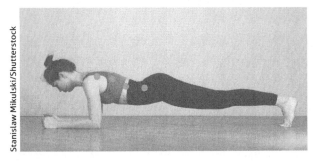

A orientação de manter a visualização do exercício apenas no plano do movimento é importante para compreender e visualizar a análise biomecânica corretamente. Entretanto, durante nossa supervisão nos exercícios com os clientes, é mais seguro e interessante visualizar o movimento por todos os planos e perspectivas. Ou seja, a análise biomecânica vetorial necessariamente deve ser feita no(s) plano(s) correto(s), mas, para assegurar boas orientações e segurança na execução dos exercícios, é importante que nós, profissionais da saúde, tenhamos uma visão completa sobre o movimento, de todos os lados.

5.3 Passo 2 – vetor de força da resistência

Na física, a força é compreendida por tudo aquilo que produz alteração em uma estrutura e, portanto, é capaz de alterar o estado de imobilidade ou de movimento uniforme de um corpo material.

A fórmula conhecida sobre a componente força é:

$F = m \times a$, em que: m = massa do objeto e a = aceleração.

Com essa fórmula, podemos obter a medida de uma força por meio dos dados de massa e da aceleração do objeto ou da pessoa em que ela está atuando.

Não podemos ver as forças a olho nu, por isso representamos ela sempre com os *vetores de força*. Eles são a representação gráfica de uma força mediante o desenho de uma flecha. Diferentemente de uma medida de temperatura ambiente, por exemplo, em que somente o número é capaz de indicar se está frio ou calor, o vetor de força precisa ser representado pelo número, mas também pela direção que essa força está sendo aplicada. Além disso, o vetor de força representa o ponto de aplicação da força no objeto ou na pessoa e a magnitude (quanto maior a flecha, maior será a força aplicada) (Figura 5.11).

Figura 5.11 Representação gráfica do vetor de força incluindo o ponto de aplicação, a magnitude e a direção

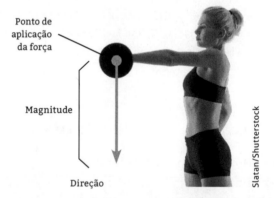

É importante termos em mente que as forças nunca atuam sozinhas, mas sempre em pares, e, para que essas forças se

anulem, elas precisam atuar sobre um mesmo corpo, com a mesma magnitude e na mesma direção, entretanto em sentido oposto (Leal; Martínez; Sieso, 2012).

Nos exercícios, é comum encontrarmos um sistema de forças, ou seja, um conjunto de forças que atuam sobre o corpo humano. Quando duas ou mais forças são aplicadas em uma mesma massa e no mesmo ponto de aplicação, podemos realizar a composição dessas forças para encontrar o *vetor resultante*. A força resultante é a força única que equivale e substitui todas as demais do sistema, tendo em vista as características de magnitude, direção e sentido de cada uma delas.

Nesses casos, a composição pode ser feita entre forças de mesma direção (Figura 5.12) ou em forças concorrentes, ou seja, aquelas que formam ângulo entre si. Para fazer o somatório dos vetores de força concorrentes e definir a resultante nesses casos, utilizamos a *lei do paralelogramo*, na qual um paralelogramo é construído a partir da projeção paralela dos vetores até a extremidade do vetor perpendicular (Figura 5.13).

Figura 5.12 Composição das forças de mesma direção

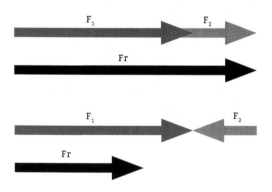

Figura 5.13 Composição de forças concorrentes e determinação da força resultante a partir da lei do paralelogramo

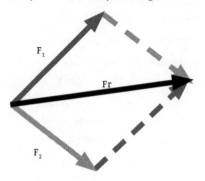

No Capítulo 1, destacamos que as forças podem ser externas (provenientes de fora do organismo) e internas (musculares principalmente) e, agora, vamos observar suas características na atuação no corpo humano. Considerando que o corpo humano é composto por vários ossos e que o contato destes (mesmo através das cartilagens) formam as articulações (eixos), as forças aplicadas nesse sistema de alavancas produzirão ou tentarão produzir movimento ao redor dos eixos e, por isso, são chamadas de *torque*.

Torque é a força que causa ou tenta causar movimento ao redor de um eixo de rotação.

No exemplo a seguir, observamos as ações da força interna, que também pode ser conhecida como *torque* ou *força potente* (músculo bíceps braquial), e da força externa, conhecida como *torque* ou *força resistente* (halter), no sistema de alavancas (ossos) formado pelo braço e antebraço (Figura 5.14).

Figura 5.14 Vetor de força do músculo bíceps (força interna) e do halter (força externa)

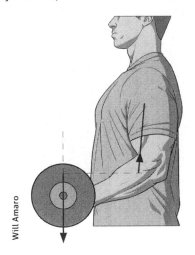

Will Amaro

5.3.1 Forças externas comuns nos exercícios resistidos

- **Força gravitacional**

A atração gravitacional da Terra confere peso aos objetos e faz com que caiam ao chão quando são soltos. A força peso é proporcional à massa e à aceleração dos corpos (gravidade) e, portanto, quanto maior forem esses dois elementos, maior será sua magnitude:

> Peso = m × a (gravidade = ±9,8 m/s), em que:
> m = massa e a = aceleração

Entre as forças externas mais comuns nos exercícios resistidos está a força gravitacional aplicada aos equipamentos dotados de massa, como halteres, barras, anilhas, caneleiras e, até mesmo, nas máquinas como a flexora ou o *crossover*. Nessas últimas, as barras de ferro dispostas na guia da máquina sofrem a ação da gravidade e essas forças são redirecionadas pelos sistemas de cabos e polias. Portanto, apesar de a força gravitacional atuar sempre em direção ao centro da Terra (vertical), ela poderá ser redirecionada caso exista um sistema de polias ou roldanas.

Nos exemplos a seguir temos alguns exercícios em que já fizemos o 1º passo da análise biomecânica: a visualização está no plano correto do movimento e os eixos articulares já estão definidos. Além disso, acrescentamos o 2º passo, em que os vetores de força também estão devidamente posicionados. Observe que, no caso do exercício na polia, apesar da carga gravitacional agir sobre as barras de ferro do equipamento, o vetor de força é redirecionado na direção do cabo (Figura 5.15). Outro detalhe importante é que devemos fazer a composição da força peso dos membros e do tronco com os acessórios utilizados. Por exemplo, na abdução de quadril em decúbito lateral com caneleira existe a força da caneleira, mas também há a força do próprio membro aplicada em direção ao solo. Esses esforços deverão ser compostos para entendermos que existem várias forças agindo sobre a mesma perna.

Figura 5.15 Representação biomecânica de exercícios com carga gravitacional respeitando o 1º passo (planos e eixos) e o 2º passo (vetor de força resistente)

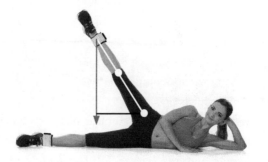

Daniel_Dash e Marcelo Trad/Shutterstock

Uma propriedade aplicada a todos os corpos dotados de massa é a *inércia*. Para exemplificar a carga inercial, podemos imaginar que todos os corpos são preguiçosos e que não desejam modificar seu estado de movimento, ou seja, se estão em movimento, querem continuar em movimento ou, se estão parados, não desejam movimentar-se. Essa "preguiça" consiste na inércia, que é uma grandeza aplicada no início dos movimentos (para retirar uma barra do chão em um exercício de LPO, por exemplo) e também para frear ou acelerar os equipamentos ou acessórios.

▦ Força elástica

A elasticidade é definida conforme a propriedade pela qual um material se recupera de uma deformação produzida por uma força. Os materiais elásticos são aqueles capazes de recuperar sua forma original após as forças que atuaram sobre eles deixarem de provocar a deformação.

A resistência ao alongamento que oferece um material elástico não se deve à sua massa e também não está sujeita aos efeitos da gravidade ou da inércia. A capacidade de um material voltar à sua estrutura original depois de ser deformado depende de suas propriedades estruturais, de seu comprimento, de seu diâmetro e de seu percentual de deformação (Leal; Martínez; Sieso, 2012). Assim, a diferença principal entre as cargas elásticas e gravitacionais consiste em que as cargas elásticas são desprovidas de inércia e variam em razão do módulo de elasticidade e do percentual de deformação imposto durante a amplitude de um movimento. Estudar até onde um elástico pode ser tensionado para que não entre em sua *zona plástica* (aquela que não retorna ao seu estado original) proporciona maior qualidade aos exercícios e durabilidade a esses equipamentos.

Assim como as forças no *crossover* estão na direção do cabo, as forças produzidas pelos elásticos também obedecerão à direção do próprio elástico. Dessa forma, podemos interpretar essas forças elásticas como nos exemplos a seguir (Figura 5.16).

Figura 5.16 Representação biomecânica de exercícios com carga elástica respeitando o 1º passo (planos e eixos) e o 2º passo (vetor de força resistente)

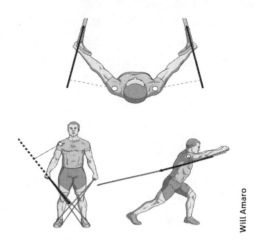

Will Amaro

Força de atrito

A força de atrito corresponde à força que surge quando dois corpos estão em contato e há tendência ao movimento. Essa força tem relação com a superfície dos corpos, pois quanto mais lisos estiverem esses objetos, menor será a força de atrito. Ela é sempre paralela às superfícies que estão interagindo e atuará de maneira contrária ao movimento equivalente entre elas (como na 3ª lei de Newton – ação e reação).

Por exemplo, quando dois objetos em contato não se movem um em direção ao outro, mas há forças de cisalhamento aplicadas, significa que existem forças na mesma direção e sentido oposto ao do cisalhamento as quais equilibram o sistema. Essa é a força de atrito (Figura 5.17). Apesar de sempre paralelo às superfícies em interação, o atrito entre elas depende da força normal – a de reação que a superfície faz em um corpo que esteja em contato com ela (Figura 5.18).

Figura 5.17 Representação biomecânica de um exercício com força de atrito respeitando o 1º passo (planos e eixos) e o 2º passo (vetor de força resistente)

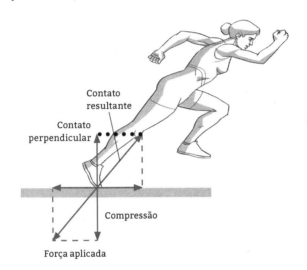

Para encontrar a resultante das forças do atrito e da força normal, aplicados no mesmo ponto de contato (pé), utilizamos a lei do paralelogramo e obtemos a força pontilhada em preto. Assim, presumimos que, quanto mais empurramos o solo em direção horizontal, maior será a força de atrito e, consequentemente, a projeção do pé ou corpo na direção oposta.

É muito comum a força de atrito estar presente principalmente naqueles exercícios feitos em contato com o solo e com ampla base de apoio. Esse é o caso do afundo ou da flexão de cotovelos, como mostra a Figura 5.18.

Figura 5.18 Exemplos de exercícios em que comumente a força de atrito está presente

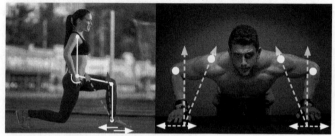

5.4 Passo 3 – braço de torque

Após realizarmos os passos 1 e 2 da análise biomecânica, veremos, no passo 3, o *braço de torque* das forças aplicadas em cada articulação. Esse conceito também pode ser entendido como *braço de momento*, afinal torque é igual ao momento articular.

É muito comum estudarmos na disciplina de Biomecânica, na faculdade, o conceito de *braço de alavanca*, entretanto, é importante esclarecer as diferenças entre esse conceito e o de braço de torque para que não haja confusão entre eles.

- *Braço de torque* é a menor distância entre a linha da força e o eixo de rotação. Obrigatoriamente, essa linha reta fará um ângulo de 90° com a linha da força.
- *Braço de alavanca* é a distância entre o ponto de aplicação da força até o eixo de rotação.

Contudo, há um instante no exercício em que essas duas distâncias são exatamente iguais, ou seja, quando a força aplicada na alavanca ou na haste forma um ângulo de 90° com ela. Na maioria das vezes, os profissionais da saúde realizam a análise biomecânica nesse instante do exercício e acabam negligenciando todo o restante, que, na verdade, compreende a maior parte do movimento.

Observe, no exercício mostrado na Figura 5.19, que, normalmente, a análise ocorre como no braço direito do sujeito, quando a força (seta) está perpendicular ao membro superior e tanto o braço de torque (linha preta contínua) quanto o braço de alavanca (linha fina tracejada) apresentam a mesma proporção, ou seja, são equivalentes.

Figura 5.19 Representação gráfica do braço de torque (linha preta contínua) e do braço de alavanca (linha fina tracejada)

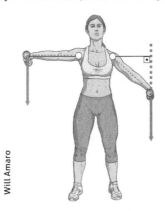

Agora, observe que, no braço esquerdo, o braço de torque (linha preta contínua) começa a reduzir progressivamente quando o ombro realiza a adução. Igualmente, a força muscular necessária para controlar a carga no movimento é reduzida proporcionalmente, apesar de o braço de alavanca (linha fina tracejada) não alterar seu tamanho original.

Isso revela a substancial importância de compreender o conceito de braço de torque (às vezes até mais que o de braço de alavanca), pois é ele que fornece indicações como:

- a variação da força que provoca rotação em todo o percurso da amplitude de movimento;
- o conjunto de fibras musculares que serão afetadas ao longo de toda a amplitude;

- as forças articulares e musculares provocadas com a intenção de promover segurança osteoarticular e contrapor as forças externas aplicadas.

A seguir, na Figura 5.20, uma demonstração de um exercício de levantamento frontal (flexão de ombro) e as diferenças do braço de torque (linha contínua preta) durante a amplitude de movimento. É possível admitir que, no primeiro desenho, em razão do braço de torque pequeno (ou inexistente dependendo da posição do halter), as fibras anteriores do músculo deltoide estão quase relaxadas ou com pouca ativação muscular. Após essa fase inicial, o início do movimento de flexão de ombro induz a um aumento do braço de torque, exigindo maior ativação do mesmo grupo muscular. Perceba que o halter na mão da aluna tem a mesma carga durante todo o exercício. Apesar disso, quando a linha da força do halter (gravitacional) fica perpendicular ao braço dela, todo o peso do equipamento gera movimento rotacional, caracterizando o instante em que o exercício está mais difícil e em que a distância do braço de torque é a maior.

Figura 5.20 Braço de torque em quatro instantes do exercício de elevação frontal

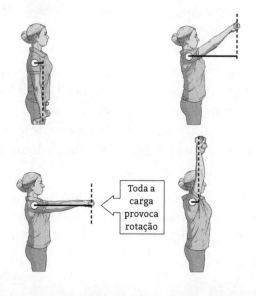

A Figura 5.21 mostra um exemplo de exercício utilizando a fita de suspensão. O movimento principal é o de flexão de cotovelo no plano sagital, e o eixo a ser analisado está localizado nessa mesma articulação (círculo). A carga é a gravitacional e depende do peso e da inclinação do corpo da aluna (seta contínua), porém, como a fita sustenta seu corpo, há um vetor na direção da fita que puxa a mão dela naquele sentido (seta pontilhada). A menor distância entre esse vetor e o eixo do cotovelo forma o braço de torque para esse exercício.

Figura 5.21 Braço de torque no exercício de flexão de cotovelo na fita de suspensão

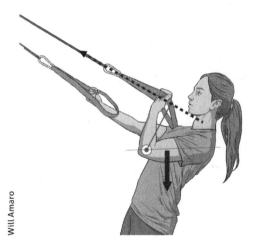

5.5 Passo 4 – análise biomecânica

Após concluídos os três passos anteriores na ordem proposta, podemos realizar uma análise biomecânica de qualquer exercício e interpretar as características das forças aplicadas no sistema de alavancas humano.

Nesse último passo, o profissional deverá observar em uma visão 2D o(s) plano(s) e eixo(s) do movimento, o(s) vetor(es) de força resistente(s) e também o(s) braço(s) de torque para cada articulação avaliada. Observe o vetor de força e imagine que, no ponto de sua aplicação, algo empurra ou puxa aquela região na direção do próprio vetor. Em materiais livres, como halteres ou caneleiras, é mais fácil de visualizar, mas essa orientação é bem útil em exercícios feitos no solo, nos quais precisamos visualizar também a força de reação ou de contato (força normal).

Com base em todas essas informações, se o vetor de força empurra ou puxa determinada parte do corpo naquela direção, qual(is) músculo(s) agirá(ão) para fazer o movimento contrário? O vetor de força passa próximo ao eixo? Se sim, o cliente terá mais facilidade nesse movimento e, caso haja a vontade de dificultar o exercício, aumente o braço de torque para aumentar a força externa naquela articulação e, dessa maneira, os músculos que a controlam responderão da mesma maneira. Se precisarmos reduzir a sobrecarga em uma articulação específica que o cliente está com dor, basta reduzir o braço de torque e as sobrecargas diminuirão também. Se houver poucos quilos de halteres para realizar um exercício que está fácil, basta aumentar o braço de torque. Há o intuito de melhorar a *performance* em um movimento de *deadlift* ou terra? É só reduzir ao máximo os braços de torque, restringindo a necessidade de uma força muscular com a mesma carga. Enfim, são infinitas as possibilidades ao visualizar o exercício dessa maneira, além de aumentar sua credibilidade e eficiência nas prescrições com os clientes.

É interessante salientar que a maneira mais comum do profissional da saúde solicitar uma resposta neuromuscular de um cliente é aplicando um estímulo de força externa sobre uma pessoa. Porém, se perguntarmos aos profissionais da área: **Como podemos atuar sobre o corpo humano?**, as respostas serão demasiadamente diferentes e quase nunca estarão relacionadas ao fato de que, basicamente, aplicamos estímulos de força sobre o corpo humano.

A aplicação de forças externas e a consequente reação do corpo a esses estímulos (com as forças internas) é nossa principal ferramenta para causar adaptações no organismo. A analogia de que as forças aplicadas no corpo humano podem ser consideradas como uma bactéria, e que o organismo reage a essa bactéria na intenção de vencê-la ou dominá-la com organizações articulares e contrações musculares, pode ser usada para exemplificar as ações das forças externas e das reações e adaptações do corpo humano.

Quando, por exemplo, estamos viajando de avião e passamos por uma turbulência, confiamos que os engenheiros que projetaram a aeronave entendessem de forças para construir uma estrutura segura e que não quebrasse quando outras forças (ventos, gravidade) entrassem em contato com o avião. Mas por que nós, profissionais da saúde, que também aplicamos forças em uma estrutura (corpo humano) para torná-la forte e saudável, não nos preocupamos da mesma forma em estudar as forças e como elas interagem e influenciam as estruturas ósseas e musculares? Pensando nisso, a importância da análise das forças ultrapassa o que aprendemos na faculdade e estende-se para toda a vida profissional.

Estudar e visualizar as forças enquanto orientamos um exercício a um cliente é muito mais importante que contar as repetições ou apenas dar gritos de incentivo. Até mesmo exercícios usualmente adotados, como, por exemplo, uma remada com elásticos ou uma flexão de cotovelos no chão, devem ser repensados para analisar as forças e as intenções de contrações de seu cliente, em vez de somente acreditar que bíceps/costas e tríceps/peito estão sendo ativados nesses dois exercícios, respectivamente. Essa associação comumente utilizada, entre exercícios e músculos envolvidos, limita as possibilidades de variação dessas atividades, ou seja, em vez de pensarmos que somente tríceps/peito contrairão durante a execução de uma flexão de cotovelos no chão, dependendo da intenção de força criada pelo executante, é possível aumentar a contração do bíceps braquial pela ação da força de atrito criada no solo. Essa mudança de foco somente é viável se o cliente for instruído a aumentar as ações de adução horizontal e de flexão do cotovelo durante a execução do movimento, sem que suas mãos saiam da posição original. Essa intenção de força causará uma reação contrária a ela (atrito) alterando a direção do vetor resultante, o que proporcionará diferentes contrações musculares.

Pensando dessa maneira, entendemos que, independentemente da atividade que está sendo realizada, as contrações musculares somente responderão às forças externas que estão em contato com o corpo e presentes no movimento, podendo ser forças de um elástico, de um halter ou, até mesmo, do peso corporal. Um exemplo disso é a diferença de execução de um exercício para glúteos com as molas do pilates e o mesmo exercício com o cabo no *crossover* (Figura 5.22). Se mantivermos as mesmas postura, execução e técnica, a única diferença entre os exercícios será a carga – carga elástica da mola no pilates e carga gravitacional das barras de peso no *crossover*. Assim, a resposta do músculo glúteo máximo será baseada nos torques causados pelas forças externas, independentemente de ser na musculação ou no pilates, afinal, o músculo apenas contrai e relaxa, sem saber qual atividade ou exercício está realizando.

Figura 5.22 Extensão de quadril utilizando a mola do pilates ou o cabo no *crossover*

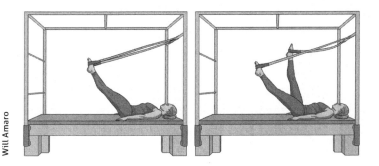

A reação muscular é gerada a partir de forças externas aplicadas sobre os segmentos, e o organismo reage para garantir a integridade do corpo e/ou conseguir o movimento desejado. Seja a carga do próprio peso corporal, seja de um halter, de uma mola ou de um elástico e, até mesmo, da resistência da água, as contrações musculares acontecerão de acordo com as exigências e as características dessas forças. Desse modo, o conhecimento, pelo profissional da saúde, sobre princípios de física e de biomecânica fará com que ele enxergue muito além de qualquer exercício, máquina/equipamento ou método de treinamento para prescrever com eficiência e segurança os exercícios mais adequados para o cliente.

Nessa perspectiva, uma das formas de definir o que é o exercício físico é considerá-lo um estímulo intencional ou uma força, aplicados ao corpo humano com o objetivo de gerar uma reação neuromuscular e uma adaptação resultante. Em qualquer exercício existem forças e, dessa forma, se não existirem forças, não existirá o exercício.

Algumas variáveis influenciam esses estímulos e afetam a reação gerada pelo corpo, que será diferente em cada situação (Leal; Martinéz; Sieso, 2012). Entre elas podemos citar:

- **Quantidade de força**: de acordo com a intensidade da força, a contração muscular será adequada a ela.
- **Tipo de carga**: existem vários tipos de cargas, e suas características geram estímulos diferentes.
- **Amplitude de movimento (ADM)**: um mesmo estímulo de força pode tornar-se diferente durante os graus de amplitude de movimento articular.
- **Tempo sob tensão**: a duração do estímulo é outro fator que gera diferentes reações e adaptações.
- **Frequência**: estímulos seguidos ou com intervalos maiores são interpretados de maneira diferente pelo sistema neuromuscular.

A aplicação da força, considerando todas essas características citadas, determinará o objetivo do exercício, ou seja, para um exercício ser considerado de força pura (estímulo tensional), a quantidade de força aplicada no corpo humano deverá ser bem próxima do máximo e, assim, o tempo de execução do exercício será pequeno. Entretanto, o mesmo exercício poderá ser considerado um estímulo metabólico, diminuindo o fator *quantidade de força* e aumentando o fator *tempo sob tensão*.

Todo esse raciocínio desperta a reflexão sobre quantas possibilidades nós, profissionais da saúde, temos de aplicação de exercícios conforme as necessidades e as características individuais dos clientes. Se cada corpo humano apresenta características tão particulares, como podemos generalizar, sobre um exercício ser bom ou ruim se não soubermos a quem será destinado? Como podemos dizer que um exercício é melhor que outro para um grupo muscular caso os dois apresentem características de carga semelhantes, mesmo que o músculo não seja capaz de identificar se o que o traciona é uma caneleira ou um *kettlebell*?

O Gráfico 5.1 relaciona, individualmente, cada exercício para cada cliente, considerando um momento específico de treinamento ou periodização e o objetivo final com esse movimento. No gráfico, consideramos que em todo exercício há um esforço físico, seja relacionado à intensidade ou ao volume propostos, seja quando há uma dificuldade técnica para realizá-lo, que envolve, basicamente, a coordenação necessária para sua execução. Para gerar estímulos efetivos e adaptações nos sistemas esquelético, muscular, neurológico etc., precisamos aumentar gradualmente essas variáveis, respeitando os princípios do treinamento e conquistando, assim, os benefícios à saúde. Entretanto, proporcionalmente a esse aumento de esforço ou de coordenação no movimento, o risco relacionado às lesões também se amplia, afinal exercícios de grande intensidade, volume ou aqueles que necessitem de alta coordenação motora são mais difíceis de ser executados.

Gráfico 5.1 Relação entre risco e benefício do exercício físico

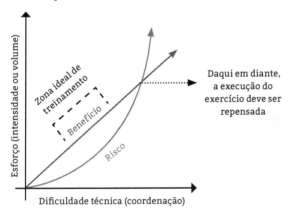

Dessa forma, a responsabilidade de escolha do exercício mais adequado para cada indivíduo é do profissional que o prescreve. Esse gráfico aplica-se para cada exercício e cada cliente e, para garantir a segurança aliada aos resultados no treinamento, é fundamental escolher e orientar exercícios ou métodos para que ele fique na zona ideal de treinamento, ou seja, quando o benefício relacionado ao exercício é superior ao risco inerente a ele. Ressaltamos que isso é muito individual, e o profundo conhecimento do profissional sobre o aluno, a anatomia humana, a biomecânica e a fisiologia, bem como a respeito das características do exercício prescrito, fará com que a orientação seja mais segura e eficiente.

III *Síntese*

Para realizar uma análise biomecânica em 2D, é necessário seguir os quatro passos delineados neste capítulo. Tanto para avaliar uma máquina de musculação quanto um exercício com peso do corpo ou com algum equipamento, cumprir os passos na ordem viabilizará ao profissional da saúde muito mais entendimento sobre o exercício e seus estímulos de forças no corpo humano.

A análise biomecânica em quatro passos possibilita também prescrever e orientar exercícios com mais eficiência e voltados às necessidades individuais de cada cliente. Por meio dessa análise, é possível alterar detalhes nos movimentos, que farão toda a diferença para atingir os objetivos específicos individuais.

Com base nisso, é possível afirmar que não há um exercício certo ou errado, mas exercícios que proporcionam uma quantidade maior ou menor de riscos e benefícios, conforme as forças externas aplicadas no corpo humano.

▦ Atividades de autoavaliação

1. (Fidesa – 2012 – Sesi/PA) Sobre biomecânica, é correto afirmar que:

    a) biomecânica é uma ciência biológica que analisa biologicamente todo o sistema do corpo humano.

    b) a biomecânica do movimento busca explicar como as formas de movimento dos corpos de seres vivos acontecem na natureza, a partir de indicadores estáticos.

    c) biomecânica é a ciência que descreve, analisa e modela os sistemas biológicos.

    d) a biomecânica pode ser dividida em interna e externa, dada a amplitude de aplicação, e a externa preocupa-se com as forças musculares, forças nos tendões, ligamentos, ossos e cartilagens articulares.

2. (FCM – 2016 – IF Farropilha/RS) Torque é definido como:

    a) força que causa rotação.

    b) força aplicada em newtons.

    c) braço de momento da força.

    d) efetividade de uma força para causar rotação, mas que não necessariamente gera movimento.

    e) tendência de uma força para causar rotação sobre um eixo inespecífico.

3. Se duas forças são aplicadas em um mesmo ponto, é necessário definir a força resultante para uma análise biomecânica eficiente. Nesse caso, qual estratégia é possível utilizar para definir essa força?

    a) Decomposição de vetores e lei do paralelogramo, para formar um triângulo equilátero e definir a hipotenusa.

    b) Decomposição de vetores e lei da ação e reação, para verificar a direção dos vetores.

c) Composição de vetores e lei de Hooke, para calcular a deformação causada pelas forças.

d) Composição de vetores e lei do paralelogramo, para projetar paralelamente os vetores de força, a fim de formar uma estrutura quadrilateral.

e) Decomposição de vetores e lei de Hooke, para calcular a deformação causada pelas forças.

4. O 3º passo para realizar uma análise biomecânica visual é identificar o braço de torque da força resistente. O braço de torque pode ser definido como:

a) a menor distância entre o eixo e a linha da força, na qual o ponto de encontro forma um ângulo de 90° (perpendicular) com a linha do vetor de força.

b) a menor distância entre o eixo e o vetor de força, na qual o ponto de encontro não forma um ângulo de 90° com a reta do vetor de força.

c) a maior distância entre o eixo e a linha da força, podendo ou não formar um ângulo de 90° (perpendicular) com a linha do vetor de força.

d) a menor distância entre o eixo e o plano do movimento.

e) a distância entre o plano do movimento e o ponto de aplicação da força na alavanca.

5. O último passo da análise biomecânica visual é a análise biomecânica propriamente dita. Analise as afirmações a seguir sobre o que é possível interpretar após o 4º passo:

I. Após a completa análise biomecânica visual, é possível sugerir as forças externas que agem nas alavancas corporais (ossos), bem como interpretar quais músculos agem para resistir contra essas forças aplicadas.

II. No passo 4, fica fácil perceber se um músculo que controla uma articulação precisará produzir mais força do que outro em outra articulação próxima envolvida no movimento.

III. É possível, após o 4º passo, interpretar que os exercícios ficam mais fáceis ou difíceis a partir da posição corporal nas execuções dos movimentos e que, dessa maneira, o profissional poderá dar dicas para o aluno de acordo com seus objetivos.

Agora, assinale a alternativa correta:

a) As afirmações II e III são verdadeiras, porém a afirmação I é falsa.

b) A afirmação III é verdadeira, e as afirmações II e I são falsas.

c) As afirmações I e III são verdadeiras, e a afirmação II é falsa.

d) Todas as afirmações são falsas.

e) Todas as afirmações são verdadeiras.

Atividades de aprendizagem

Questões para reflexão

1. A análise biomecânica em três dimensões proporciona uma avaliação mais precisa dos movimentos realizados pelo corpo humano, principalmente quando se trata da determinação dos valores das forças aplicadas nas articulações. Entretanto, além dessas análises demandarem mais tempo para sua organização em razão da complexidade dos ajustes das câmeras, acessórios, etc., os equipamentos e os *softwares* de análises em 3D têm alto valor monetário e, portanto, não são de fácil acesso. Reflita sobre a utilização da análise biomecânica visual em 2D que você aprendeu neste capítulo e analise as várias possibilidades de utilização dessa técnica em seu dia a dia. Em quais situações as análises em 3D são mais indicadas e em quais as avaliações em 2D são mais práticas de serem adotadas?

2. É consensual que todos os exercícios físicos apresentam um benefício e um risco associados a eles. Muitas vezes, o benefício é alto comparado aos riscos que esse exercício pode proporcionar, mas, em outras situações, o risco é tão alto que devemos avaliar se é uma boa opção de escolha para os clientes. Tendo em vista essa relação e os diferentes perfis de clientes, quais exercícios e, às vezes, quais detalhes nos movimentos podem ser considerados de alto risco para alguns clientes? Por que esse mesmo exercício ou movimento poderia ser utilizado com outros clientes? Avalie exercícios que alguns atletas precisam fazer em virtude da especificidade do esporte e reflita sobre a relação risco *versus* benefício desses movimentos.

Atividade aplicada: prática

1. Com o auxílio de uma câmera, tire uma foto no plano correto de cinco exercícios diferentes e, na tela do celular, do *tablet* ou do computador, realize os desenhos dos primeiros passos da análise biomecânica em 2D – eixo, vetor(es) de força resistente(s) e braço(s) de torque. Em seguida, sugira formas de aumentar a dificuldade/torque dos exercícios apenas com a manipulação do braço de torque nos movimentos.

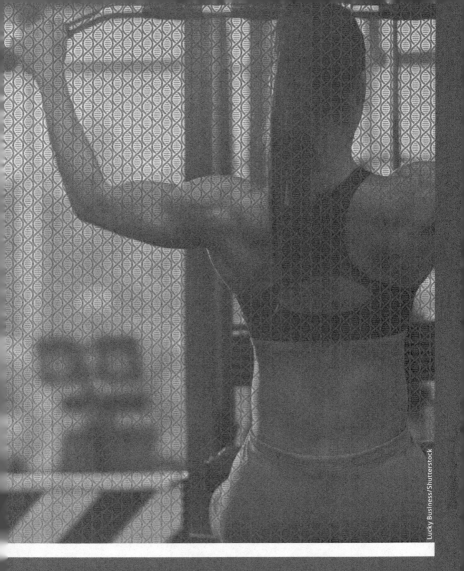

Capítulo 6

Análise biomecânica funcional

Neste capítulo, abordaremos a análise biomecânica de diferentes exercícios sob uma proposta funcional, ou seja, não se determinado movimento é bom ou ruim, mas com quem, quando e como ele pode ser interessante, considerando sua funcionalidade diante das demandas de cada cliente.

Essa forma de visualizar o exercício permite usar nossa experiência e, baseando-se nas individualidades do aluno e na periodização do treinamento, é possível determinar o melhor exercício para aquele dia de treino.

Isso proporcionará mais liberdade de escolha e uma ação independente das críticas sobre um ou outro exercício, além do entendimento dos porquês da predileção à utilização de um equipamento ou acessório.

6.1 Análise biomecânica de exercícios uniarticulares: membros superiores

Anteriormente, já utilizamos o exemplo do exercício de rosca direta para vislumbrar alguns detalhes da análise biomecânica. Agora, apresentaremos variações desse mesmo exercício para avançar nesses conceitos.

6.1.1 Rosca direta ou alternada

É muito comum, nas academias de todo o Brasil, os professores de sala de musculação e *personal trainers* determinarem aos alunos a manutenção dos cotovelos estáveis durante a execução da rosca direta. Entretanto, os motivos dessa indicação, em muitos casos, não têm uma fundamentação lógica e científica para ocorrer, portanto cabe sugerir que visualizemos de maneira diferente o que ocorre no movimento.

Quando realizamos esse exercício com halteres e com o cotovelo ao lado do corpo, ao estendermos totalmente essa articulação, a linha da força (gravidade) do halter passará por cima do eixo, não sendo necessária a força muscular em bíceps braquial para manter o halter nessa posição. Assim, uma maneira de oferecer torque a esse sistema de alavancas é fletindo levemente o ombro e, consequentemente, aumentando o braço de torque para a articulação do cotovelo (Figura 6.1 – posição 2).

No decorrer da amplitude do movimento, próximo ao final da flexão de cotovelo, o halter tende a ficar acima da articulação e, novamente, sua linha da força estará muito próxima ao eixo do cotovelo, reduzindo o braço de torque e a exigência de contração muscular. Assim, se fizermos um ajuste na posição do cotovelo, levando ele para trás nessa fase do movimento, afastaremos agora o eixo da linha da força, e tanto o braço de torque quanto a contração muscular permanecerão maiores. O movimento completo ficaria, como na Figura 6.1 – posição 1.

Figura 6.1 Sugestão de rosca direta com halteres para manutenção do torque durante toda a amplitude de movimento

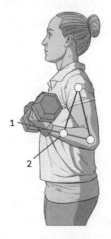

No geral, podemos pensar que há um risco maior para o ombro, porém se visualizarmos a menor distância entre o eixo

do ombro até a linha da força do halter (braço de torque), perceberemos que ela fica pequena quando o cotovelo está totalmente fletido, o que reduz a sobrecarga no ombro. Sugerimos, então, tentar fazer o exercício dessa maneira para notarmos a diferença.

Mas qual é o benefício de manter o músculo sob tensão constante durante todo o movimento? O tempo sob tensão muscular associado a repetições lentas (cadenciosas) tem sido postulado como uma variável importante para a geração de hipertrofia muscular (Fisher; Steele; Smith, 2013). Em comparação a um exercício com pouco tempo sob tensão, esse tipo de contração aumentaria, teoricamente, o potencial de microtrauma e de fatigabilidade em todas as fibras musculares. Isso parece ter bastante aplicabilidade para hipertrofia de fibras de contração lenta, que têm mais capacidade de resistência do que as fibras de contração rápida, e, portanto, seriam beneficiadas com o aumento do tempo sob tensão (Schoenfeld, 2010).

Outra maneira de atingir bastante tempo sob tensão desse grupo muscular é utilizando, por exemplo, um elástico. Entretanto, alguns profissionais reclamam da resistência e da durabilidade desse material, apesar de não utilizarem estratégias eficientes com esse equipamento.

Entender as características desse material é fundamental para sua boa utilização:

- pode intencionar a força para todos os sentidos (diferente de um halter);
- tem pouca inércia em razão do baixo peso (comparado a um halter);
- a resistência aumenta com o aumento da amplitude de movimento (diferente de um halter).

Agora, se o benefício do elástico é ser diferente de um halter, por que, às vezes, posicionamos sua resistência, simulando um halter no exercício? Exemplificando: no caso de uma rosca direta, se colocarmos o elástico nos pés, a resistência estará direcionada para baixo, imitando a carga gravitacional do halter. Contudo, se posicionarmos o elástico à frente e associarmos ele a um halter, não haverá o descanso no final do movimento de flexão do cotovelo. Isso ocorre porque a associação das forças do halter com o elástico proporciona um vetor de força resultante inclinado à frente (seta preta), aumentando o braço de torque no final da fase concêntrica e dificultando, assim, o exercício. Dessa forma, existirá um diferente estímulo para o bíceps braquial (Figura 6.2).

Figura 6.2 Exercício de rosca alternada associando halter e elástico de forma mais eficiente

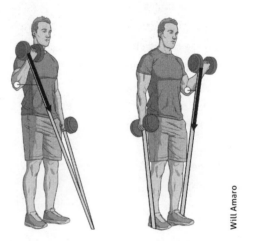

Will Amaro

6.1.2 Tríceps banco e paralela

Quando realizamos o exercício de tríceps em um banco, o ombro faz uma hiperextensão acima dos limites considerados normais (± 50°) para a articulação glenoumeral, aumentando o risco de lesão nessa posição (Kapandji, 2007). Essa grande extensão ocorre porque precisamos desviar a lombar do banco, levando o corpo para frente e ocasionando o aumento da extensão de ombro por essa posição do tronco.

Além disso, mesmo com a grande amplitude de ombro no final desse movimento, o cotovelo faz uma flexão de até aproximadamente 90°, impossibilitando a contração de tríceps braquial em toda a amplitude dessa articulação.

Uma melhor opção para evitar o risco mencionado é fazer o exercício em algum equipamento que permita que seu tronco desça livremente, como no tríceps na paralela (Figura 6.3) ou com o auxílio de dois bancos.

Figura 6.3 Exercício de tríceps na paralela levando os cotovelos à direção posterior, como se fossem encostar no banco

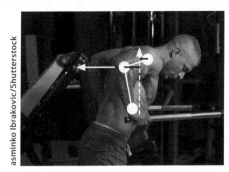

Observemos que, sem o banco encostando na lombar, há mais liberdade para a pelve deslocar-se para trás, e a amplitude entre úmero e tronco fica reduzida, preservando a articulação do ombro.

O plano desse movimento é o sagital, e os eixos principais são o do cotovelo e o do ombro (esferas brancas). A carga é gravitacional, porém existe a força de reação que também empurra as mãos do aluno para cima. Se dermos a orientação para que ele leve seus cotovelos para trás, em vez de levar os ombros para frente, o cotovelo se distanciará do vetor de força resistente, aumentando o braço de torque para essa articulação e a exigência de força muscular em tríceps braquial. Se for realizado entre dois bancos, é possível manter os pés no chão para auxiliar no exercício.

6.2 Análise biomecânica de exercícios multiarticulares: membros superiores

6.2.1 Desenvolvimentos

Os exercícios de desenvolvimento para ombros podem ser feitos com halteres, barra ou outros materiais. Quando feito com barra, há muita dúvida entre os profissionais da saúde sobre se é mais seguro que seja executado com a barra passando na frente do rosto ou atrás da cabeça.

No Capítulo 4, analisamos dos benefícios de executar movimentos de abdução do ombro, respeitando o plano das escápulas. Portanto, é possível considerar o movimento passando a barra na frente do rosto mais seguro, pois, naturalmente, esse plano é respeitado. Já com a barra passando atrás da cabeça é impossível manter esse alinhamento e, além disso, haverá inclinação da cabeça em todas as repetições, o que não é aconselhável, considerando a quantidade de horas em posturas inadequadas diárias no celular e no computador, com a cervical em má posição. Acredita-se que, durante os exercícios orientados, detalhes na execução fazem toda a diferença a longo prazo na saúde dos clientes.

Esse exercício é realizado no plano oblíquo, uma combinação entre plano frontal e sagital pelo lugar dos membros superiores, que estão em uma posição intermediária entre a flexão e abdução de ombros (Figura 6.4). Os eixos principais são os do ombro e cotovelo e a linha da força é vertical e para baixo; a gravidade age sobre a massa da barra mais as anilhas. A análise biomecânica deve ser feita tanto no plano sagital quanto no frontal, e nela perceberemos que, dependendo da abertura das mãos na barra, a linha da força gravitacional ficará mais ou menos distante da articulação do ombro, o que causará dificuldades principalmente para os músculos que realizam elevação do úmero (abdução do ombro) quando os cotovelos estiverem se estendendo. Assim, fica a nosso critério, como profissionais da saúde, escolher o exercício conforme o objetivo do cliente.

Figura 6.4 Exercício de desenvolvimento com barra respeitando o plano das escápulas

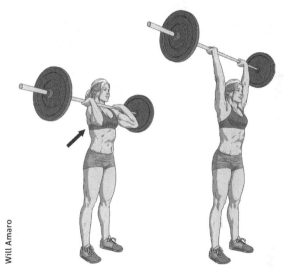

Will Amaro

Consideremos também que, quanto mais aberta a pegada na barra, maior será a força de atrito nas mãos. Enquanto as mãos se esforçam para escorregar para fora na barra, o atrito as empurra para dentro e, portanto, há dois vetores de força aplicados sobre elas: uma referente ao peso da barra, e outra, à força do atrito. Para determinar a resultante, é possível utilizar a lei do paralelogramo (vista no capítulo anterior), que graficamente ficará como na Figura 6.5, a seguir.

Figura 6.5 Diferença biomecânica no exercício de desenvolvimento com barra com diferentes pegadas

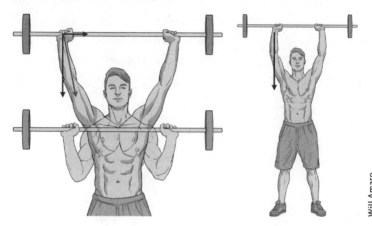

6.2.2 Remadas

Nos exercícios de remadas, o plano poderá ser sagital, transverso e até frontal, no caso da remada alta. Estamos acostumados a pensar que, nesses exercícios, os músculos mais comumente ativados são os dorsais e bíceps braquial, influenciados, muitas vezes, por livros de cinesiologia que relatam que um dos músculos que fazem a flexão do cotovelo é o bíceps. Entretanto, não somos induzidos a pensar que essa é uma condição que depende da direção que a força resistente está sendo aplicada no antebraço. Por exemplo, se estivermos em pé, com o ombro totalmente fletido e com o cotovelo esticado, caso queiramos fazer a flexão de cotovelo, o músculo responsável será o tríceps braquial em uma contração excêntrica. Isso porque o vetor de força resistente é a ação da gravidade agindo sobre a massa do antebraço, que empurra ele para baixo, na direção da flexão do cotovelo.

É interessante pensar nessa questão, porque, durante a orientação de alguns exercícios de remada, podemos decidir pela ação de bíceps ou tríceps braquial para auxiliar no movimento. Por exemplo, na remada vertical unilateral, ou também chamada de *serrote*, o plano é sagital, os eixos principais são o do ombro e o do cotovelo e o vetor de força resistente é o do halter (gravitacional). Dependendo da direção que o cliente faz a remada, se com o halter indo em direção ao ombro ou ao quadril, haverá maior ativação de bíceps e tríceps braquial, respectivamente (Figura 6.6). Caso o halter fique posicionado exatamente abaixo do cotovelo, nenhum desses dois músculos terão a mesma ativação muscular do que realizando a flexão ou a extensão do cotovelo no movimento.

Figura 6.6 Exercício de remada vertical unilateral e suas variações

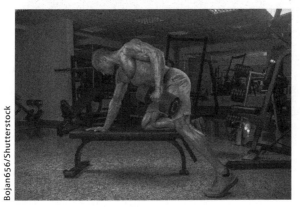

6.3 Análise biomecânica de exercícios uniarticulares: membros inferiores

6.3.1 Cadeira extensora e cadeira flexora

Essas duas máquinas estão presentes em quase todas as academias convencionais do Brasil e, por isso, vamos fazer uma análise biomecânica, inclusive dos próprios equipamentos.

Existe no mercado uma infinidade de máquinas para compra. Algumas com preço até cinco vezes superior a outras, mas será que todo esse custo é pertinente? Para responder a essa pergunta, vamos utilizar a cadeira extensora da Figura 6.7. Perceba que quanto mais o joelho estende, menor será a distância perpendicular do cabo (vetor de força verde) em relação ao eixo da máquina (braço de torque da máquina); ou seja, a intensidade vai reduzindo proporcionalmente, até o final da extensão de joelhos, por mais que o número de barras de ferro selecionado seja o mesmo.

Comentamos no Capítulo 1 sobre uma situação muscular em que o encurtamento próximo ao máximo das fibras musculares pode gerar uma insuficiência ativa, principalmente em músculos biarticulares, como o reto femoral. Isso quer dizer que, quando o reto femoral começa a ter uma dificuldade natural de desenvolver força, essa máquina auxilia o movimento por meio da redução do braço de torque dela. Obviamente, máquinas pensadas e projetadas biomecanicamente custarão mais que outras não desenvolvidas dessa forma. Nas máquinas que não contam com esse sistema de polias, que permite variação da carga, o final da extensão de joelhos é quase impossível de ser executado, o que acaba por reduzir a amplitude de movimento da articulação. Observemos na academia em que trabalhamos ou treinamos se o cabo da máquina está preso a uma estrutura oval ou irregular, chamada de *CAM (Convergent Arms Moment* – braço de momento convergente, em tradução livre), que permite que a resistência seja variável durante o movimento. Apresentar essa característica, por si só, não é o suficiente para garantir que o equipamento seja bom, mas é o começo para dar intensidades corretas ao exercício e para entendermos mais sobre a biomecânica dos equipamentos.

Figura 6.7 Exercício de extensão do joelho na cadeira extensora e suas características biomecânicas

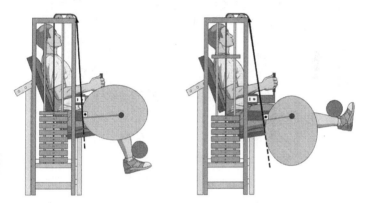

Na cadeira flexora, é o oposto que ocorre, ou seja, a *insuficiência passiva*. No início do movimento, quando o joelho está estendido e o quadril fletido, a maioria das pessoas sente um alongamento no grupo muscular do isquiotibiais, que também é biarticular. Nesse instante, sua capacidade de produzir força está naturalmente comprometida e, portanto, uma boa cadeira flexora deverá auxiliar no início do movimento, reduzindo, de alguma maneira, a força imposta nesse instante do exercício.

A maioria das máquinas utiliza a polia variável como forma de alterar o braço de torque no movimento, porém avaliemos as máquinas dos locais onde trabalhamos ou treinamos para observar se existe outro mecanismo que esteja alterando o torque exercido pela máquina.

6.3.2 Abdução de quadril

O fortalecimento do complexo posterolateral do quadril tem sido bastante utilizado como forma de estabilizar essa estrutura e, consequentemente, a articulação do joelho, sobretudo em pessoas com queixas de síndrome da dor patelofemoral (Fukuda et al., 2012). Um dos exercícios bastante utilizado para isso é o de abdução em pé com o auxílio de uma *miniband* ou do cabo no *crossover*. Quando a opção for pela banda elástica, mesmo que para um cliente idoso, a sugestão aos profissionais da saúde é que se compre um material mais espesso. Primeiro porque clientes mais fortes e flexíveis estendem facilmente esse material durante os exercícios, gerando a ruptura da *miniband*. Segundo porque, mesmo em idosos ou pessoas mais fracas, podemos utilizar uma estratégia biomecânica para reduzir o braço de torque na utilização desse equipamento.

Observe na Figura 6.8 que, em vez de utilizarmos a banda elástica no tornozelo do cliente, podemos alocá-la até bem próximo ao quadril. Isso dependerá do nível de condicionamento do cliente e da intensidade pretendemos impor no exercício.

O exercício de abdução é feito no plano frontal, e o eixo principal é o do quadril. Com a utilização da *miniband* ou cabo vindo de baixo da polia, o vetor de força estará horizontalizado, tracionando a perna que fará o movimento. O braço de torque será a menor distância dessa linha da força até o eixo do quadril, ou seja, quanto mais alto o cabo ou a banda estiver preso na perna, menor o braço de torque e mais fácil fica o exercício. Quanto mais distante do quadril estiver o elástico ou o cabo no plano frontal (próximo ao pé), maior o braço de torque e maior será o esforço muscular para vencer essa sobrecarga.

Figura 6.8 Exercício de abdução de quadril com a utilização de uma banda elástica (*miniband*)

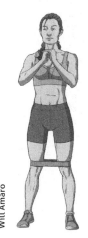

Will Amaro

6.4 Análise biomecânica de exercícios multiarticulares: membros inferiores

6.4.1 Agachamento

De todos os exercícios, os agachamentos são os que geram mais dúvidas entre os profissionais. Não é de se espantar, pois também é um dos mais prescritos pela funcionalidade para o ser humano e pelos bons resultados, quando bem realizado.

Uma dúvida que ainda persiste entre nós, profissionais, é se o joelho pode ultrapassar a ponta do pé nesse movimento. Entretanto, antes mesmo de visualizar essa articulação, é fundamental que o profissional seja capaz de observar o corpo como um todo, afinal, durante o agachamento, não é somente a articulação do joelho que está envolvida.

A composição das forças gravitacionais que agem em seu corpo, associadas ou não a uma barra ou a outro acessório, caso utilizados, projetam sua massa em direção ao solo (Figura 6.9). Os pés são a base de apoio, e, se essa projeção ultrapassar os limites da base, o corpo se desequilibrará na mesma direção. Por isso, durante um agachamento com os pés alinhados, projetamos o quadril para trás e, em contrapartida, inclinamos o tronco para frente a fim de que exista um equilíbrio entre as proporções corporais. Muitas vezes precisamos projetar os braços à frente também para buscar o equilíbrio na base de apoio.

Figura 6.9 Projeção do centro de gravidade na base de apoio

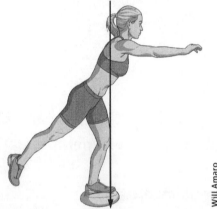

Will Amaro

Podemos perceber que, nos exercícios de agachamento, o ajuste de uma parte do corpo pode influenciar todas as outras, pois elas precisam estar equilibradas na base de apoio. Observe na Figura 6.10 o que o deslocamento do joelho à frente pode resultar em relação ao tronco. Perceba que o joelho, quando bem à frente da ponta do pé, permite que o tronco fique mais ereto, ao passo que sua projeção para trás exige que o tronco se incline, a fim de equilibrar a massa da pelve deslocada na direção oposta. Analisando também a incidência da carga da barra sobre a coluna, é possível afirmar que, com os joelhos ultrapassando a ponta dos pés, os braços de torque para todas as vértebras são menores, resultando em menor exigência muscular dos extensores da coluna para controlá-la. O contrário ocorre quando os joelhos não ultrapassam as pontas dos pés e, apesar de existir redução das forças de compressão na articulação patelofemoral, haverá maior compressão nos discos intervertebrais (Hartmann; Wirth; Klusemann, 2013).

Figura 6.10 Diferenças no agachamento, passando ou não os joelhos das pontas dos pés

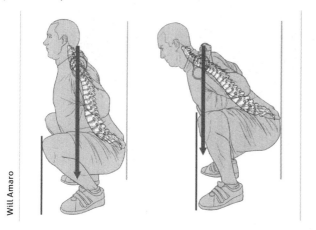

Essas alterações biomecânicas e suas consequências podem ser explicadas por uma análise nos quatro passos vistos no capítulo anterior. O plano de movimento com os pés apontados para frente e na largura dos quadris é o sagital. Os eixos principais são os do joelho, os do quadril e os da coluna vertebral. Na Figura 6.11, nota-se que a linha da gravidade e a força de reação do solo contrária a ela (linha tracejada) passa mais próximo ou distante ao eixo do joelho, diminuindo ou aumentando o braço de torque e as compressões nessa articulação.

Isso quer dizer que não existe uma maneira certa ou uma errada de executar o movimento de agachamento, e sim uma maneira mais ou menos indicada para cada cliente, com suas características e limitações específicas. Caso optemos por reduzir as cargas compressivas na coluna vertebral, o joelho receberá uma sobrecarga maior, e o contrário também será verdadeiro.

Figura 6.11 Alterações do braço de torque para o joelho nas diferentes posições do agachamento

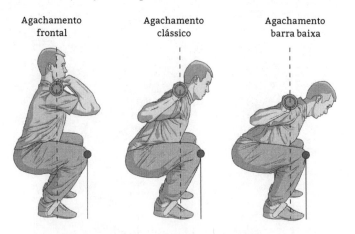

Outra dúvida bastante frequente trata-se do propósito em utilizar o calço abaixo do calcanhar no agachamento. Quando utilizamos o calço, duas alterações importantes acontecem: a primeira consiste na ideia de que, apesar de o ângulo do tornozelo permanecer o mesmo, sua tíbia ficará mais inclinada anteriormente, como se o tornozelo tivesse ganhado alguns graus de amplitude. Já a segunda aponta que, além dessa inclinação, sua tíbia ainda projetará o joelho mais à frente (em relação à ponta do pé), visto que o calcanhar estará alguns centímetros mais alto (Figura 6.12).

Figura 6.12 Diferenças na posição da tíbia e do joelho, com e sem a utilização do calço abaixo do calcanhar

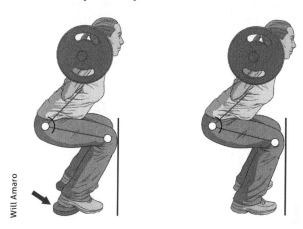

Essas duas alterações permitirão um reajuste no equilíbrio do corpo e possibilitarão um agachamento de maior amplitude com mais facilidade, considerando, principalmente, a manutenção neutra da curvatura da coluna lombar. Entretanto, não é plausível que esse calço seja usado eternamente no agachamento, visto que ele não estará presente quando você for pegar alguma coisa no chão, para brincar com uma criança na posição de cócoras, entre outras atividades do dia a dia que necessitem o movimento de agachar. Então, nosso papel de profissional da saúde é usar meios e métodos para não utilizar o calço com os clientes.

Como percebemos, a utilização do calço influenciou ativamente na amplitude do tornozelo, que refletiu em toda a postura corporal. Essa é uma articulação fundamental no exercício de agachamento, pois mínimas melhoras na amplitude do tornozelo são capazes de intervir em todo o equilíbrio das partes corporais que estão acima dele. Assim, utilizar técnicas de ganho de amplitude de movimento na articulação do tornozelo imediatamente antes do agachamento pode trazer melhoras agudas e maior qualidade de movimento. Trata-se de uma boa prática para clientes que buscam saúde e até *performance* esportiva.

6.5 Análise biomecânica de exercícios do tronco

6.5.1 Abdominal solo

O abdominal solo deve ser o exercício abdominal mais comumente prescrito por profissionais da saúde para pessoas de diversos níveis de condicionamento, idade, objetivos etc. Entretanto, teremos aqui uma visão crítica sobre esse movimento tão executado. Quando solicitamos ao cliente que realize a flexão do tronco, seja em pequena ou grande amplitude, associada à flexão do quadril (quando encostamos os cotovelos nos joelhos), a coluna realiza um movimento de flexão (Figura 6.13). Sempre que houver o movimento de flexão da coluna aliado à contração muscular dos músculos abdominais, acontecerá uma compressão na parte anterior dos discos intervertebrais e uma tração da parte posterior. Essa compressão existe justamente para manter a integridade da estrutura em detrimento das forças externas e internas aplicadas nela.

Figura 6.13 Exercício de abdominal no solo realizado com uma flexão da coluna vertebral

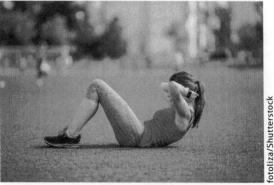

Nos Capítulos 1 e 3, mencionamos que um dos mecanismos para aumentar o risco de desenvolvimento de uma hérnia de disco é justamente este: a flexão associada a grandes sobrecargas, movimentos repetitivos ou sustentados por bastante tempo em uma posição inadequada (McGill, 2002).

Considerando que frequentemente permanecemos em uma posição de flexão da coluna em grande parte de nossa rotina diária – sentados à frente do computador, sofá, cinema, carro etc. –, é comum acreditarmos que realizar mais movimentos de flexão, com sobrecarga e grande número de repetições, pode aumentar o risco de desenvolvimento de patologias na coluna, principalmente a lombar. Não é à toa que muitos métodos de tratamentos dessas patologias da coluna envolvem, principalmente, movimentos em extensão.

Dessa forma, uma das instruções mais importantes a ser dada aos clientes é a de consciência corporal sobre a neutralidade da coluna como um todo e, principalmente, da lombar. E uma das maneiras mais práticas de realizar isso é solicitando que o cliente, em decúbito dorsal, mantenha os dedos das mãos entre a lombar e o solo. Ali deve existir um pequeno espaço ou, quando o cliente realizar um exercício, não deverá pressionar essa região contra o solo, pois isso caracterizará uma retificação (flexão) da região lombar e a perda da neutralidade.

Nessa posição, o cliente pode ser instruído a retirar os pés do solo e, da mesma maneira, não poderá perceber aumento de pressão nos dedos das mãos. Aliás, é dessa forma que se indica a realização do exercício conhecido como *abdominal infra*. Com as mãos ainda nessa posição, solicita-se que o cliente retire os pés do solo com os joelhos flexionados. Essa posição de flexão dos joelhos apenas diminuirá o braço de torque para o quadril, deixando mais fácil o movimento e, portanto, é dependente do nível de condicionamento de cada um. Agora com as pernas sem apoio, solicitamos que ele realize a flexão de quadril até o instante em que seus dedos não são pressionados pela lombar e depois retorne à posição inicial. Assim, o limite da amplitude do movimento será esse e estará individualizado, de acordo com as características de cada cliente, além de gerar redução dos riscos para a articulação da coluna.

Com uma boa consciência sobre a posição da coluna neutra, podemos pedir que o cliente realize qualquer exercício abdominal sem que exista movimento nessa região. É evidente que os exercícios, em sua maioria, serão isométricos, como pranchas, abdominal com a rodinha (Figura 6.14) ou isometrias em posições desafiadoras, mas, apesar da limitação da quantidade de movimentos, a saúde da articulação da coluna estará mais preservada.

Figura 6.14 Exercício de abdominal com auxílio de uma rodinha e a manutenção da coluna neutra durante a execução

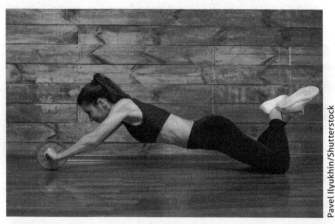

Pavel Ilyukhin/Shutterstock

Entende-se que essa visão é bem diferente do que aprendemos e do que estamos realizando até hoje, mas tanto a ciência quanto a prática têm demonstrado alguns riscos associados a esses movimentos, relativamente à intensidade ou ao volume. Podemos nos perguntar também sobre a questão estética do abdômen, mas lembremos que a redução da gordura abdominal está mais associada ao que se come do que propriamente à realização de exercícios abdominais. Enfim, nossa área de atuação é dinâmica e precisamos estar atentos às mudanças de paradigmas que ocorrem, o que torna nossa profissão mais desafiadora, essencial para os clientes e de um valor imensurável para a saúde de todos nós.

▥ *Síntese*

Observar um exercício e simplesmente rotulá-lo como certo ou errado, bom ou ruim, é apequenar nossa infinita possibilidade de atuação com os diferentes clientes e seus objetivos individuais. O bom profissional é aquele que, distante das críticas sobre determinado exercício, escolhe realizá-lo com um cliente porque enxerga nesse movimento uma oportunidade de entregar um benefício, fundamentado em bases biomecânicas e fisiológicas.

Cada cliente é único, e o grande desafio de todos nós, profissionais, mesmo em atividades em grupo, é proporcionar eficiência na escolha e na execução dos exercícios, de acordo com um momento específico do treinamento e conforme as características individuais do cliente, que também tem um objetivo particular. Associar todas essas questões não é uma tarefa simples, mas é isso que distingue os melhores profissionais.

Estudar e conhecer o corpo de maneira integral, bem como sua interação com as forças externas, permite entender melhor as dúvidas que pairam sobre variações de exercícios, utilização de acessórios, limites articulares, entre outras incertezas frequentes quando o assunto é exercício físico.

Atividades de autoavaliação

1. Várias são as possibilidades de gerar um estímulo de força diferente ao músculo bíceps braquial com a manipulação do braço de torque no exercício de rosca direta ou alternada. Sobre o tema, analise as afirmações a seguir.

   I. Uma das possibilidades que existem para aumentar o braço de torque no movimento da rosca alternada com halteres é não permitir que o halter fique na mesma linha vertical passando por cima do eixo do cotovelo. Assim, é possível movimentar o cotovelo caso o objetivo seja o de aumentar ou manter a tensão muscular do bíceps braquial no exercício.

   II. Uma boa possibilidade para aumentar o braço de torque para o cotovelo com o auxílio de um elástico é posicionando esse acessório nos pés do cliente. Com a flexão do cotovelo, a linha de força do elástico fica na horizontal e garante a tensão muscular durante todo o movimento.

   III. Quando utilizamos, no exercício de rosca direta, um halter associado a um elástico, é interessante que esse acessório elástico tenha direção da força diferente daquela aplicada pelo halter. Apesar de poder ser utilizado nos pés do cliente, se o elástico estiver posicionado ali, sua força terá direção muito semelhante à do halter e aumentará a força na vertical. Porém, o braço de torque para a articulação do cotovelo não sofrerá grandes alterações.

   Agora, assinale a alternativa correta:

   a) As afirmações I e II são verdadeiras, porém a afirmação III é falsa.

   b) A afirmação I é verdadeira, e as afirmações II e III são falsas.

   c) As afirmações I e III são verdadeiras, e a afirmação II é falsa.

   d) Todas as afirmações são falsas.

   e) Todas as afirmações são verdadeiras.

2. Sobre o exercício de agachamento profundo e a utilização do calço no calcanhar, analise as afirmações a seguir e a relação proposta entre elas.

I. Muitas pessoas têm dificuldade em realizar o movimento do agachamento profundo por uma série de fatores. Um deles é a baixa amplitude de movimento na articulação do tornozelo, que limita o avanço anterior do joelho e prejudica, assim, o equilíbrio corporal na base de apoio (pé).

Uma possibilidade para conseguir executar o movimento é, então,

II. utilizar o calço no calcanhar. Para essas pessoas com dificuldade no agachamento profundo, esse acessório permite uma liberdade maior de inclinação da tíbia à frente, como se o tornozelo tivesse ganhado alguns graus a mais de amplitude.

Dessa forma,

III. não é necessário trabalhar no programa de treinamento a amplitude de movimento do tornozelo do cliente, pois o calço sempre estará à disposição. Além disso, no dia a dia, nunca utilizamos esse movimento de agachamento profundo.

Agora, assinale a alternativa correta:

a) As asserções I e III são proposições verdadeiras, mas a II não é uma justificativa correta da I.

b) As asserções II e III são proposições verdadeiras, mas a asserção I não está correta.

c) A asserção I é uma proposição verdadeira, mas as asserções II e III são falsas.

d) As asserções I e II são proposições verdadeiras, mas a III não é uma justificativa correta da II.

e) As asserções I, II e III são proposições verdadeiras.

3. Analise o parágrafo a seguir e assinale a alternativa que completa adequadamente as lacunas:

Figura A Exercício de abdução de quadril com *miniband*

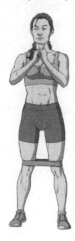

O exercício de abdução de quadril com a utilização da *miniband* é realizado no plano _____, e o eixo principal desse movimento é o do _____ com direção _____. O vetor de força da resistência da *miniband* tem sentido _____, e o braço de torque será a menor distância dessa linha da força até o quadril. Quanto mais próxima do pé a *miniband*, _____ o braço de torque para a articulação do quadril.

a) frontal; quadril; anteroposterior; horizontal; maior.
b) frontal; quadril; lateromedial; horizontal; maior.
c) frontal; joelho; anteroposterior; horizontal; menor.
d) sagital; joelho; lateromedial; horizontal; maior.
e) sagital; quadril; anteroposterior; vertical; menor.

4. Sobre o exercício conhecido como tríceps banco, analise as afirmações a seguir e, em seguida, assinale a alternativa correta:

   I. Esse é um exercício adequado para um cliente que busca saúde. Simples de ser executado e com baixo risco articular para o ombro, principalmente quando realizado em grandes amplitudes, afinal, normalmente, o ombro tem graus naturais de hiperextensão próximos a 90°.

II. Apesar de existir um estímulo de força para o músculo do tríceps braquial, há também uma grande exigência muscular e articular para a articulação do ombro em razão da grande amplitude. Isso deve ser considerado para a prescrição desse exercício conforme os objetivos do cliente.

III. Uma possibilidade para evitar a hiperextensão do ombro acima dos graus normais da articulação é colocar dois bancos ao lado do corpo. Assim, é possível manter menor extensão do ombro pela projeção posterior do tronco, o que resultará em menor risco para a articulação do ombro.

a) Todas as assertivas estão corretas.

b) As assertivas II e III estão corretas, mas a I está incorreta.

c) A assertiva II está correta, mas as assertivas I e III estão incorretas.

d) As assertivas I e III estão corretas, mas a II está incorreta.

e) As assertivas I e II estão corretas, mas a III está incorreta.

5. Analise as afirmações a seguir e assinale V para as verdadeiras e F para as falsas.

( ) No exercício de extensão do joelho na cadeira extensora, é comum que o músculo reto femoral entre em insuficiência ativa no final da extensão.

( ) No exercício de desenvolvimento, realizar o movimento com a barra nas costas permite a manutenção do plano das escápulas e deve ser utilizado em pessoas com objetivo de melhora da saúde.

( ) O conjunto de músculos isquiotibiais entram em insuficiência ativa quando, no exercício de cadeira flexora, os joelhos estão estendidos.

( ) No agachamento, quanto mais o joelho avança ultrapassando a linha vertical imaginária posicionada na ponta dos pés, maiores são as cargas compressivas na região patelofemoral.

( ) Uma maneira de pequeno risco articular para a coluna ao se executar um exercício abdominal é realizando a prancha ventral e solicitando que o cliente permaneça com a coluna neutra.

Agora, assinale a alternativa que apresenta a sequência correta:

a) V; V; F; F; V.

b) V; F; F; V; V.

c) V; F; V; F; F.

d) F; V; V; V; V.

e) F; F; F; V; F.

■ *Atividades de aprendizagem*

Questões para reflexão

1. Ao procurar variações de exercícios para os clientes, deparamo-nos, muitas vezes, com movimentos bem diferentes dos convencionais. Criticar esses movimentos sem base científica, apenas por saírem do padrão que já conhecemos, não agrega valor à nossa profissão, que utiliza o exercício como fundamento para criar estímulos, independentemente do movimento que esteja sendo executado. Reflita sobre algumas variações que são comumente criticadas e observe se essas críticas têm base científica ou se simplesmente questionam o movimento por saírem de um padrão comum. Utilize as bases biomecânicas para justificar a utilização ou não desses exercícios.

2. A cada momento que estudamos e conhecemos mais o corpo humano e suas diversas características, percebemos as inúmeras possibilidades que ainda desconhecíamos. A ciência que estuda o corpo, a cada dia, identifica novas possibilidades e, muitas vezes, discorda do que foi afirmado no passado. Assim, é muito sensato e prudente refletir sobre essas diversas alternativas, pois, se você afirmar com veemência alguma situação sem se dispor ao novo, pode estar ignorando outras possibilidades e descobertas. É válido repensar algumas crenças sobre o exercício físico e, até mesmo, acerca de frases relacionadas à execução de um exercício específico que repetimos no dia a dia de trabalho. Observe se essas crenças e frases têm uma boa base científica para que sejam difundidas. Será que saberíamos explicar, em detalhes, o que ocorre nesses exercícios e qual é a base biomecânica para tais afirmações?

Atividade aplicada: prática

1. Em uma academia ou em casa, com os materiais disponíveis, realize alguns dos exercícios propostos neste capítulo e interprete biomecanicamente as variações desses movimentos. É provável que se perceba o que ocorre quando escolhemos uma posição em vez de outra, um movimento em vez de outro, ou, ainda, que se notem as características biomecânicas do equipamento que está executando o exercício. Foram constatadas ativações musculares diferentes? Mais exigência de alguma articulação específica? Dores? A consciência e a execução do movimento é um passo importante para a prescrição eficiente de exercícios para nós mesmos e para o cliente.

Considerações finais

Chegamos ao fim desta obra com a percepção do quão vasto é o estudo da biomecânica e as inúmeras possibilidades de análises dessa área em exercícios com o peso do corpo, com acessórios ou máquinas de musculação e em clientes com características ou patologias específicas. Em todos os movimentos corporais, o conhecimento sobre biomecânica proporciona maior percepção aos detalhes que cada cliente e exercício exigem.

Abordamos três núcleos essenciais do corpo humano que controlam, produzem movimento e reduzem os riscos, os quais devem ser entendidos e orientados pelos profissionais da saúde em seus próprios exercícios e na prática profissional com seus clientes. O vasto conhecimento sobre o *core,* o *hip core* e o *shoulder core* revela como é fundamental a orientação de exercícios por profissionais qualificados e como a compreensão na prática sobre esses núcleos proporciona valor para o atendimento profissional.

Os quatro passos para visualizar a biomecânica durante as orientações de exercícios servirão como a base para o entendimento e os estudos mais detalhados sobre as forças aplicadas no corpo humano e a reação ou a adaptação do corpo a todos esses estímulos de forças. Entretanto, a visualização e a prática constantes é que permitirão dominar essa técnica e prescrever exercícios com essa base de conhecimento.

Este livro está distante de registrar verdades absolutas sobre o corpo humano e sobre os exercícios, mas o compartilhamento dessas informações a respeito das bases biomecânicas poderá auxiliar a compreender melhor e a fundamentar nossas escolhas específicas de exercícios para cada indivíduo, com determinadas características, para alguns objetivos e em momentos específicos do treinamento.

Referências

ABRAMS, P. et al. The Standardisation of Terminology of Lower Urinary Tract Function. **Scandinavian Journal of Urology and Nephrology**, v. 114, p. 5-19, 1988.

ADAMS, M. A.; DOLAN, P. Recent Advances in Lumbar Spinal Mechanics and their Clinical Significance. **Clinical Biomechanics**, v. 10, n. 1, p. 3-19, 1995.

ADAMS, M. A. et al. Mechanical Initiation of Intervertebral Disc Degeneration. **Spine**, v. 25, p. 1.625-1.636, 2000.

ASHTON-MILLER, J. A.; SCHULTZ, A. B. Biomechanics of Human Spine. In: MOW, V. C.; HAYES, W. C. (Eds.). **Basic Orthopaedic Biomechanics**. 2 ed. Philadelphia: Lippincott-Raven Publishers, 1997. p. 353- 393.

BALKE, M. et al. Correlation of Acromial Morphology with Impingement Syndrome and Rotator Cuff Tears. **Acta Orthopaedica**, v. 84, n. 2, p. 178-183, Apr. 2013.

BANAS, M. P.; MILLER, R. J.; TOTTERMAN, S. Relationship between the Lateral Acromion Angle and Rotator Cuff Disease. **Journal of Shoulder and Elbow Surgery**, v. 4, n. 6, p. 454-461, Nov./Dec. 1995.

BANG, M. D.; DEYLE, G. D. Comparison of Supervised Exercise with and without Manual Physical Therapy for Patients with Shoulder Impingement Syndrome. **The Journal of Orthopaedic and Sports Physical Therapy**, v. 30, n. 3, p. 126-137, Mar. 2000.

BARTON, C. J. et al. Gluteal Muscle Activity and Patellofemoral Pain Syndrome: a Systematic Review. **British Journal of Sports Medicine**, v. 47, n. 4, p. 207-214, Mar. 2013.

BECK, M. et al. Hip Morphology Influences the Pattern of Damage to the Acetabular Cartilage: Femoroacetabular Impingement as a Cause of Early Osteoarthritis of the Hip. **The Journal of Bone and Joint Surgery**, v. 87, n. 7, p. 1.012-1.018, 2005.

BIGLIANI, L. U.; LEVINE, W. N. Subacromial Impingement Syndrome. J. **Bone Joint Surg. Am.**, v. 79, p. 1.854-1.868, 1997.

BØ, K. Pelvic Floor Muscle Exercise for the Treatment of Stress Urinary Incontinence: an Exercise Physiology Perspective. **International Urogynecology Journal and Pelvic Floor Dysfunction**, v. 6, p. 282-291, 1995.

BØ, K. Pelvic Floor Muscle Training is Effective in Treatment of Female Stress Urinary Incontinence, but how does it Work? **Int Urogynecol J.**, v. 15, p. 76-84, 2004.

BØ, K.; TALSETH, T.; HOLME, I. Single Blind, Randomised Controlled Trial of Pelvic Floor Exercises, Electrical Stimulation, Vaginal Cones, and no Treatment in Management of Genuine Stress Incontinence in Women. **BMJ**, v. 318, p. 487-493, Feb. 1999.

BROWNE, A. O. et al. Glenohumeral Elevation Studied in Three Dimensions. J. **Bone Joint Surg. Br.**, v. 72, p. 843-845, 1990.

BUCKWALTER, J. A.; BROWN, T. D. Joint Injury, Repair, and Remodeling: Roles in Post-Traumatic Osteoarthritis. **Clinical Orthopaedics and Related Research**, v. 423, p. 7-16, June 2004.

BURKHART, S. S.; MORGAN, C. D.; KIBLER, W. B. The Disabled Throwing Shoulder: Spectrum of Pathology Part I: Pathoanatomy and Biomechanics. **Arthroscopy**, v. 19, n. 4, p. 404-420, Apr. 2003.

BURN, M. B. et al. Prevalence of Scapular Dyskinesis in Overhead and Nonoverhead Athletes: a Systematic Review. **Orthopaedic Journal of Sports Medicine**, v. 4, n. 2, Feb. 2016.

CHIVERTON, P. A. et al. Psychological Factors Associated with Urinary Incontinence. **Clinical Nurse Specialist**, v. 10, n. 5, p. 229-233, Sept. 1996.

COGGON, D. et al. Occupational Physical Activities and Osteoarthritis of the Knee. **Arthritis and Rheumatism**, v. 43, n. 7, p. 1.443-1.449, July 2000.

COHEN. M.; MOTTA FILHO, G. R. Epicondilite lateral do cotovelo. **Revista Brasileira de Ortopedia**, v. 47, n. 4, p. 414-420, 2012.

COSTA, B. R.; VIEIRA, E. R. Risk Factors for Work-Related Musculoskeletal Disorders: a Systematic Review of Recent Longitudinal Studies. **American Journal of Industrial Medicine**, v. 53, n. 3, p. 285-323, Mar. 2010.

CRESTANI, M. V.; TELOQUEN, M. A.; GUSMÃO, P. D. F. Impacto femoroacetabular: uma das condições precursoras da osteoartrose do quadril. **Revista Brasileira de Ortopedia**, v. 41, n. 8, p. 285-293, 2006.

DELAHUNT, E.; MONAGHAN, K.; CAULFIELD, B. Changes in Lower Limb Kinematics, Kinetics, and Muscle Activity in Subjects with Functional Instability of the Ankle Joint during a Single Leg Drop Jump. **Journal of Orthopaedic Research**, v. 24, n. 10, p. 1991-2000, Oct. 2006.

DEYO, R. A.; BASS, J. E. Lifestyle and Low-Back Pain: the Influence of Smoking and Obesity. **Spine**, v. 14, n. 5, p. 501-506, May 1989.

DONTIGNY, R. L. Sacroiliac 101; Form and Function; A Biomechanical Study. **Journal of Prolotherapy**, v. 3, p. 561-567, 2011.

DRAKE J. et al. The Influence of Static Axial Torque in Combined Loading on Intervertebral Joint Failure Mechanics Using a Porcine Model. **Clinical Biomechanics**, v. 20, n. 10, p. 1.038-1.045, 2005.

EHRLICH, G. E. Low Back Pain. **Bull World Health Organ**, v. 81, n. 9, p. 671-672, 2003.

ESCAMILLA, R.F. Knee Biomechanics of the Dynamic Squat Exercise. **Med Sci Sports Exerc**, v. 33, p. 127-141, 2001.

FANTL, J. A.; NEWMAN, D. K.; COLLING, J. **Urinary Incontinence in Adults**: Acute and Chronic Management. Clinical Practice, n. 2, 1996 Update. Rockville: Department of Health and Human Services, Public Health Service, Agency for Health Care Policy and Research, Mar. 1996.

FELSON, D. T. et al. Obesity and Knee Osteoarthritis: the Framingham Study. **Annals of Internal Medicine**, v. 109, n. 1, p. 18-24, July 1988.

FERREIRA FILHO, A. A. Capsulite adesiva. **Revista Brasileira de Ortopedia**, v. 40, n. 10, p. 565-574, 2005.

FIGUEIREDO, E. M. et al. Perfil sociodemográfico e clínico de usuárias de serviço de fisioterapia uroginecológica da rede pública. **Revista Brasileira de Fisioterapia**, v. 12, n. 2, p. 136-142, 2008.

FISHER, J.; STEELE, J.; SMITH, D. Evidence-Based Resistance Training Recommendations for Muscular Hypertrophy. **Medicina Sportiva**, v. 17, n. 4, p. 217-235, Dec. 2013.

FITZ, F. F. et al. Impacto do treinamento dos músculos do assoalho pélvico na qualidade de vida em mulheres com incontinência urinária. **Revista da Associação Médica Brasileira**, São Paulo, v. 58, n. 2, p. 155-159, mar./abr. 2012.

FLATOW, E. L. et al. Excursion of the Rotator Cuff under the Acromion: Patterns of Subacromial Contact. **The American Journal of Sports Medicine**, v. 22, n. 6, p. 779-788, Nov./Dec. 1994.

FORNALSKI, S.; GUPTA, R.; LEE, T. Q. Anatomy and Biomechanics of the Elbow Joint. **Techniques in Hand & Upper Extremity Surgery**, v. 7, n. 4, p. 168-178, Dec. 2003.

FREBURGER, J.K. et al. The Rising Prevalence of Chronic Low Back Pain. **Arch Intern Med**, v. 169, p. 251-258, 2009.

FUKUDA, T. Y. et al. Hip Posterolateral Musculature Strengthening in Sedentary Women with Patellofemoral Pain Syndrome: a Randomized Controlled Clinical Trial with 1-year follow-up. **The Journal of Orthopaedic and Sports Physical Therapy**, v. 42, n. 10, p. 823-830, 2012.

FUKUDA, T. Y. et al. Short-term Effects of Hip Abductors and Lateral Rotators Strengthening in Females with Patellofemoral Pain Syndrome: a Randomized Controlled Clinical Trial. **The Journal of Orthopaedic and Sports Physical Therapy**, v. 40, n. 11, p. 736-742, Nov. 2010.

GANZ, R. et al. Femoroacetabular Impingement: a Cause for Osteoarthritis of the Hip. **Clinical Orthopaedics and Related Research**, v. 417, p. 112-120, Dec. 2003.

GODINHO, G. G. et al. Capsulite adesiva do ombro: tratamento clínico-fisioterápico. **Revista Brasileira de Ortopedia**, v. 30, n. 9, p. 660-664, 1995.

HAENTJENS, P. et al. Meta-analysis: Excess Mortality after Hip Fracture among Older Women and Men. **Annals of Internal Medicine**, v. 152, n. 6, p. 380-390, Mar. 2010.

HAHN, I. et al. Comparative Assessment of Pelvic Floor Function using Vaginal Cones, Vaginal Digital Palpation and Vaginal Pressure Measurements. **Gynecologic and Obstetric Investigation**, v. 41, n. 4, p. 269-274, 1996.

HALL, S. J. **Biomecânica básica**. 6. ed. Rio de Janeiro: Guanabara, 2013.

HAMILL, J.; KNUTZEN, K. M.; DERRICK, T. R. **Bases biomecânicas do movimento humano**. 4. ed. São Paulo: Manole, 2016.

HARTMANN, H.; WIRTH, K.; KLUSEMANN, M. Analysis of the Load on the Knee Joint and Vertebral Column with Changes in Squatting Depth and Weight Load. **Sports Medicine**, v. 43, n. 10, p. 993-1.008, Oct. 2013.

HARTVIGSEN, J. et al. What Low Back Pain is and why we Need to Pay Attention. **Lancet**, v. 391, p. 2.356-2.367, June 2018.

HERTEL J. Functional Instability Following Lateral Ankle Sprain. **Sports Medicine**, v. 29, n. 5, p. 361-371, May 2000.

HEUCH, I. et al. The Impact of Body Mass Index on the Prevalence of Low Back Pain: the HUNT Study. **Spine**, v. 35, n. 7, p. 764-768, Apr. 2010.

HICKEY, D. et al. Scapular Dyskinesis Increases the Risk of Future Shoulder Pain by 43% in Asymptomatic Athletes: a Systematic Review and Meta-analysis. **British Journal of Sports Medicine**, v. 52, n. 2, p. 102-110, Jan. 2018.

HODGES, P. W.; SAPSFORD, R.; PENGEL, L. H. Postural and Respiratory Functions of the Pelvic Floor Muscles. **Neurourology and Urodynamics**, v. 26, n. 3, p. 362-371, 2007.

HUNGERFORD, B.; GILLEARD, W.; HODGES, P. Evidence of Altered Lumbopelvic Muscle Recruitment in the Presence of Sacroiliac Joint Pain. **Spine**, v. 28, n. 14, p. 1.593-1.600, July 2003.

IBRAHIMI-KAÇURI, D. et al. Low Back Pain and Obesity. **Med Arch**, v. 69, p. 114-116, 2015.

KAPANDJI, A. I. **Fisiologia articular**. 6. ed. São Paulo: Guanabara Koogan, 2007. v. 1.

KELSEY, J. L. et al. Acute Prolapsed Lumbar Intervertebral Disc: an Epidemiologic Study with Special Reference to Driving Automobiles and Cigarette Smoking. **Spine**, v. 9, n. 6, p. 608-613, Sept. 1984a.

KELSEY, J. L. et al. An Epidemiological Study of Acute Prolapsed Cervical Intervertebral Disc. **The Journal of Bone and Joint Surgery**, v. 66, n. 6, p. 907-914, July 1984b.

KIBLER, W. B. et al. Clinical Implications of Scapular Dyskinesis in Shoulder Injury: the 2013 Consensus Statement from the 'Scapular Summit'. **British Journal of Sports Medicine**, v. 47, n. 14, p. 877-885, Sept. 2013.

KIBLER, W. B.; SCIASCIA, A. Current Concepts: Scapular Dyskinesis. **British Journal of Sports Medicine**, v. 44, n. 5, p. 300-305, Apr. 2010.

KOESTER, M. C.; GEORGE, M. S.; KUHN, J. E. Shoulder Impingement Syndrome. **The American Journal of Medicine**, v. 118, n. 5, p. 452-455, May 2005.

KROMER, T. O. et al. Effects of Physiotherapy in Patients with Shoulder Impingement Syndrome: a Systematic Review of the Literature. **Journal of Rehabilitation Medicine**, v. 41, n. 11, p. 870-880, Nov. 2009.

LAGE, L. A.; COSTA, R. C.; VILLAR, R. N. A importância do "labrum" acetabular: revisão da literatura. **Revista Brasileira de Ortopedia**, v. 31, n. 10, p. 792-796, 1996.

LAWRENCE, R. L. et al. Comparison of 3-Dimensional Shoulder Complex Kinematics in Individuals with and without Shoulder Pain, Part 1: Sternoclavicular, Acromioclavicular, and Scapulothoracic Joints. **Journal of Orthopaedic & Sports Physical Therapy**, v. 44, n. 9, p. 636-645, Sept. 2014.

LAWRENCE, R. L. et al. Effect of Glenohumeral Elevation on Subacromial Supraspinatus Compression Risk during Simulated Reaching. **Journal of Orthopaedic Research**, v. 35, n. 10, p. 2329-2337, Oct. 2017.

LEAL, L.; MARTÍNEZ, D.; SIESO, E. **Fundamentos de la mecánica del ejercicio**. Barcelona: Resistance Institute, 2012.

LECH, O.; PILUSKI, P. C. F.; SEVERO, A. L. Epicondilite lateral do cotovelo. **Revista Brasileira de Ortopedia**, v. 38, n. 8, p. 421-436, 2003.

LIND, B. et al. Normal Range of Motion of the Cervical Spine. **Arch Phys Med Rehabil**, n. 70, p. 692-695, 1989.

LLOYD-SMITH, R. et al. A Survey of Overuse and Traumatic Hip and Pelvic Injuries in Athletes. **The Physician and Sportsmedicine**, v. 13, n. 10, p. 131-141, Oct. 1985.

LUDEWIG, P. M.; REYNOLDS, J. F. The Association of Scapular Kinematics and Glenohumeral Joint Pathologies. **The Journal of Orthopaedic and Sports Physical Therapy**, v. 39, n. 2, p. 90-104, Feb. 2009.

MARSHALL, L. W.; MCGILL, S. M. The Role of Axial Torque in Disc Herniation. **Clinical Biomechanics**, v. 25, n. 1, p. 6-9, Jan. 2010.

MARTIN, R. B. et al. **Skeletal Tissue Mechanics**. New York: Springer, 2015.

MATOS, O. **Avaliação postural e prescrição de exercícios corretivos**. 2. ed. São Paulo: Phorte, 2014.

MCCLURE, P. et al. A Clinical Method for Identifying Scapular Dyskinesis, Part 1: Reliability. **Journal of Athletic Training**, v. 44, n. 2, p. 160-164, Mar./Apr. 2009.

MCGILL, S. **Low Back Disorders**: Evidence-Based Prevention and Rehabilitation. Champaign: Human Kinetics, 2002.

MCQUADE, K. J.; DAWSON, J.; SMIDT, G. L. Scapulothoracic Muscle Fatigue Associated with Alterations in Scapulohumeral Rhythm Kinematics During Maximum Resistive Shoulder Elevation. **The Journal of Orthopaedic and Sports Physical Therapy**, v. 28, n. 2, p. 74-80, Aug. 1998.

MICHENER, L. A.; MCCLURE, P. W.; KARDUNA, A. R. Anatomical and Biomechanical Mechanisms of Subacromial Impingement Syndrome. **Clinical Biomechanics (Bristol, Avon)**, v. 18, n. 5, p. 369-379, June 2003.

MICHENER, L. A.; WALSWORTH, M. K.; BURNET, E. N. Effectiveness of Rehabilitation for Patients with Subacromial Impingement Syndrome: a Systematic Review. **Journal of Hand Therapy**, v. 17, n. 2, p. 152-164, Apr./June 2004.

NAVARRO, A. H., SUTTON, J. D. Osteoarthritis IX: Biomechanical Factors, Prevention and Nonpharmacologic Management. **Maryland Medical Journal**, v. 34, p. 591-594, 1985.

NYGAARD, I. et al. Prevalence of Symptomatic Pelvic Floor Disorders in US Women. **JAMA**, v. 300, n. 11, p. 1.311-1.316, Sept. 2008.

PARKINSON, R. J.; BEACH, T.; CALLAGHAN, J. The Time-Varying Response of the in Vivo Lumbar Spine to Dynamic Repetitive Flexion. **Clinical Biomechanics**, v. 19, n. 4, p. 330-336, June 2004.

PICAVET, H. S.; SCHOUTEN, J. S. Musculoskeletal Pain in the Netherlands: Prevalences, Consequences and Risk Groups, the DMC(3)-study. **Pain**, v. 102, p. 167-178, 2003.

PLUIM, B. M. Scapular Dyskinesis: Practical Applications. **British Journal of Sports Medicine**, v. 47, n. 14, p. 875-876, Sept. 2013.

POWERS, C. M. et al. Patellofemoral Kinematics during Weight-bearing and Non-weight-Bearing Knee Extension in Persons with Lateral Subluxation of the Patella: a Preliminary Study. **The Journal of Orthopaedic and Sports Physical Therapy**, v. 33, n. 11, p. 677-685, Nov. 2003.

POWERS, C. M. The Influence of Altered Lower-Extremity Kinematics on Patellofemoral Joint Dysfunction: a Theoretical Perspective. **The Journal of Orthopaedic and Sports Physical Therapy**, v. 33, n. 11, p. 639-646, Nov. 2003.

REINOLD, M. M.; ESCAMILLA, R. F.; WILK, K. E. Current Concepts in the Scientific and Clinical Rationale behind Exercises for Glenohumeral and Scapulothoracic Musculature. **The Journal of Orthopaedic and Sports Physical Therapy**, v. 39, n. 2, p. 105-117, Feb. 2009.

RIBEIRO, R. M.; ANZAI, R. Y.; GUIDI, H. Incontinência urinária de esforço: diagnóstico e tratamento. **Revista Brasileira de Medicina**, v. 47, p. 553-561, 1990.

ROBINSON, R. L.; NEE, R. J. Analysis of Hip Strength in Females Seeking Physical Therapy Treatment for Unilateral Patellofemoral Pain Syndrome. **The Journal of Orthopaedic and Sports Physical Therapy**, v. 37, n. 5, p. 232-238, May 2007.

ROBLING, A. G. et al. Shorter, more Frequent Mechanical Loading Sessions Enhance Bone Mass. **Medicine and Science in Sports and Exercise**, v. 34, n. 2, p. 196-202, Feb. 2002.

ROE, Y. et al. Identification of Relevant International Classification of Functioning, Disability and Health Categories in Patients with Shoulder Pain: a Cross-sectional Study. **Journal of Rehabilitation Medicine**, v. 45, n. 7, p. 662-669, July 2013.

RUBIN, D. I. Epidemiology and Risk Factors for Spine Pain. **Neurologic Clinics**, v. 25, n. 2, p. 353-371, May 2007.

SANKAR, W. N.; MATHENEY, T. H.; ZALTZ, I. Femoroacetabular Impingement: Current Concepts and Controversies. **The Orthopedic Clinics of North America**, v. 44, n. 4, p. 575-589, Oct. 2013.

SCHOENFELD, B. J. The Mechanisms of Muscle Hypertrophy and their Application to Resistance Training. **Journal of Strength and Conditioning Research**, v. 24, n. 10, p. 2857-2872, Oct. 2010.

SEITZ, A. L. et al. Mechanisms of Rotator Cuff Tendinopathy: Intrinsic, Extrinsic, or Both? **Clinical Biomechanics (Bristol, Avon)**, v. 26, n. 1, p. 1-12, Jan. 2011.

SMITH, M. D.; RUSSELL, A.; HODGES, P. W. Disorders of Breathing and Continence have a Stronger Association with back Pain than Obesity and Physical Activity. **The Australian Journal of Physiotherapy**, v. 52, n. 1, p. 11-16, 2006.

TANNAST, M.; SIEBENROCK, K. A.; ANDERSON, S. E. Femoroacetabular Impingement: Radiographic Diagnosis – what the Radiologist Should Know. **American Journal of Roentgenology**, v. 188, n. 6, p. 1.540-1.552, 2007.

TASTO, J. P.; ELIAS, D. W. Adhesive Capsulitis. **Sports Medicine and Arthroscopy Review**, v. 15, n. 4, p. 216-221, Dec. 2007.

TERRY, G. C.; CHOPP, T. M. Functional Anatomy of the Shoulder. **Journal of Athletic Training**, v. 35, n. 3, p. 248-255, July/Sept. 2000.

THOMAS, T. M. et al. Prevalence of Urinary Incontinence. **British Medical Journal**, v. 281, n. 6.250, p. 1.243-1.245, 1980.

THOMPSON, J. A.; O'SULLIVAN, P. B. Levator Plate Movement During Voluntary Pelvic Floor Muscle Contraction in Subjects with Incontinence and Prolapse: a Cross-sectional Study and Review. **International Urogynecology Journal and Pelvic Floor Dysfunction**, v. 14, n. 2, p. 84-88, June 2003.

THONNARD, J. L. et al. Stability of the Braced Ankle: a Biomechanical Investigation. **The American Journal of Sports Medicine**, v. 24, n. 3, p. 356-361, May 1996.

TOIVONEN, D. A.; TUITE, M. J.; ORWIN, J. F. Acromial Structure and Tears of the Rotator Cuff. **Journal of Shoulder and Elbow Surgery**, v. 4, n. 5, p. 376-383, Sept./Oct. 1995.

UGA, D.; NAKAZAWA, R. I. E.; SAKAMOTO, M. Strength and Muscle Activity of Shoulder External Rotation of Subjects with and without Scapular Dyskinesis. **Journal of Physical Therapy Science**, v. 28, n. 4, p. 1100-1105, Apr. 2016.

URIBE, W. A. J. et al. Tenossinovite de Quervain: uma nova proposta no tratamento cirúrgico. **Revista Brasileira de Cirurgia Plástica**, v. 25, n. 3, p. 465-469, 2010.

VERA-GARCIA, F. J. et al. Effects of Abdominal Stabilization Maneuvers on the Control of Spine Motion and Stability against Sudden Trunk Perturbations. **Journal of Electromyography and Kinesiology**, v. 17, n. 5, p. 556-567, Oct. 2007.

VERA-GARCIA, F. J. et al. Effects of Different Levels of Torso Coactivation on Trunk Muscular and Kinematic Responses to Posteriorly Applied Sudden Loads. **Clinical Biomechanics**, v. 21, p. 443-455, 2006.

VIEIRA, E. R.; ALBUQUERQUE-OLIVEIRA, P. R.; BARBOSA-BRANCO, A. Work Disability Benefits Due to Musculoskeletal Disorders among Brazilian Private Sector Workers. **BMJ Open**, v. 1, n. 1, May 2011.

WHITE, A. A.; PANJABI, M. M. The Basic Kinematics of the Human Spine: a Review of Past and Current Knowledge. **Spine**, v. 3, n. 1, p. 12-20, Mar. 1978.

WILKE, H. J. et al. New in Vivo Measurements of Pressures in the Intervertebral Disc in Daily Life. **Spine**, v. 24, n. 8, p. 755-762, Apr. 1999.

YEUNG, M. S. et al. An Epidemiological Survey on Ankle Sprain. **British Journal of Sports Medicine**, v. 28, n. 2, p. 112-116, 1994.

ZUCKERMAN, J. D.; ROKITO, A. Frozen Shoulder: a Consensus Definition. **Journal of Shoulder and Elbow Surgery**, v. 20, n. 2, p. 322-325, Mar. 2011.

Bibliografia comentada

LEAL, L.; MARTÍNEZ, D.; SIESO, E. **Fundamentos de la mecánica del ejercicio**. Barcelona: Resistance Institute, 2012.

Nesse livro, os autores abordam a biomecânica de uma forma simples e muito prática. Ele se diferencia dos demais livros de biomecânica com figuras e abordagens de fácil compreensão e uma visão específica das bases da mecânica do exercício físico, abrangendo os fundamentos das forças, dos sistemas de alavancas e dos controles articular e muscular.

HALL, S. J. **Biomecânica básica**. 6. ed. Rio de Janeiro: Guanabara, 2013.

A autora, nesse livro, faz uma completa abordagem dos conceitos básicos da biomecânica e avança para conceitos da física empregados, principalmente, nos esportes e na alta *performance*.

HAMILL, J.; KNUTZEN, K. M.; DERRICK, T. R. **Bases biomecânicas do movimento humano**. 4. ed. São Paulo: Manole, 2016.

Esse livro fornece uma abrangente visão sobre a mecânica do corpo humano, auxiliando os leitores a compreender e a incorporar essas bases em suas práticas profissionais.

Respostas

Capítulo 1
Atividades de autoavaliação
1. c
2. a
3. d
4. a
5. b

Atividades de aprendizagem
Questões para reflexão
1. Quando refletimos sobre o estudo contínuo da anatomia, observamos que cada detalhe do corpo humano é fundamental para compreender sua interação com as forças internas e externas. Portanto, a observação aos detalhes e o estudo aprofundado deve ser um ato diário para entender o corpo humano e suas interações.
2. Resposta pessoal a partir da reflexão sobre o quanto você aprendeu de biomecânica durante a leitura do capítulo e sua formação acadêmica.

Capítulo 2
Atividades de autoavaliação
1. b
2. a
3. e
4. d
5. a
6. d

Atividades de aprendizagem

Questões para reflexão

1. Não sabemos ao certo todas as variáveis que influenciam as dores na coluna lombar na população. Porém, refletir se nossas práticas estão sendo benéficas aos clientes é vantajoso para levantar novas hipóteses e pesquisas que aprofundem o conhecimento e as investigações sobre esse mal que tem acometido grande parte da população mundial.
2. Observe a importância de sua orientação como profissional da saúde nos detalhes da vida diária dos clientes. Sua orientação nessas posturas diárias pode levar a diversos benefícios, que vão além da orientação na execução de exercícios físicos. Aproveite e oriente seus alunos nas posturas diárias para entregar mais saúde no dia a dia deles.

Capítulo 3

Atividades de autoavaliação

1. e
2. b
3. d
4. a
5. a
6. c
7. c

Atividades de aprendizagem

Questões para reflexão

1. Tendo em vista o grande percentual de pessoas acometidas por incontinência urinária, principalmente mulheres, perceba que sua habilidade em falar sobre esse tema com seu público é fundamental. Pense em várias formas de abordagem e não hesite em conversar com seus alunos sobre esse tema tão relevante para a saúde de todos.
2. Resposta pessoal a partir dos exercícios de membros inferiores que você utiliza no dia a dia. Lembre-se dos principais movimentos corporais e das características dos exercícios que mais são associadas ao impacto femoroacetabular e à condromalácia patelar.

Capítulo 4

Atividades de autoavaliação

1. d
2. b
3. c
4. d
5. c
6. e

Atividades de aprendizagem

Questões para reflexão

1. Dependendo de sua resposta pessoal, você conseguirá pensar na qualidade do serviço que tem recebido nas academias de sua região/cidade. Se você recebeu orientação sobre o ritmo escapuloumeral, esse profissional que lhe atendeu está preocupado com a saúde de seu ombro. Entretanto, se nenhum professor forneceu orientação sobre esse importante movimento, observe que há uma grande possiblidade de você destacar sua atuação com orientações de qualidade com os clientes em sua cidade/região.

2. Muitas são as variações de exercícios, porém algumas delas não têm uma boa relação *risco versus benefício* com seus clientes. Compreender que algumas variações são relacionadas à *performance* esportiva e que não precisam ou não devem ser realizadas com seus clientes que buscam saúde é fundamental para sua atuação de qualidade. Portanto, observe as características e as necessidades dos alunos e prescreva os exercícios baseados nessas informações. Não utilize variações que cientificamente não promovem bons benefícios e que biomecanicamente são consideradas de grande risco para as articulações.

Capítulo 5

Atividades de autoavaliação

1. c
2. d
3. d
4. a
5. e

Atividades de aprendizagem

Questões para reflexão

1. Quando se trata de *performance* esportiva, em que cada detalhe faz toda a diferença no resultado final, a utilização da análise biomecânica em 3D é de grande valia. Até por isso, esse tipo de equipamento é mais utilizado em clubes de várias modalidades esportivas ou em clínicas bem especializadas. Assim, compreender a análise 2D no dia a dia do profissional que atende pessoas que visam à saúde é um grande passo para sugerir e orientar exercícios com mais rapidez e qualidade.

2. Muitas vezes, confundimos um movimento que é benéfico para um atleta e que pode ser maléfico para um cliente que busca saúde. Compreender as diferenças entre *performance* e saúde é fundamental para que você escolha os exercícios que são, de alguma forma, inteligentes para um cliente profissional em algum esporte e, também, para aquele cliente que não precisa aumentar o risco, pois não tem o intuito de ser o primeiro em uma modalidade esportiva.

Capítulo 6

Atividades de autoavaliação

3. c
4. d
5. a
6. b
7. b

Atividades de aprendizagem

Questões para reflexão

1. Essa reflexão é um processo individual e que depende do sujeito que a realiza. Analise essa questão com base nos exercícios sobre os quais você já ouviu críticas e, com base no conteúdo deste livro, pense nas justificativas plausíveis de utilizar ou não esse exercício com seus clientes.

2. Quais frases e crenças estão presentes em seu dia a dia de trabalho? A partir dessas frases, reflita sobre uma resposta coerente e com base biomecânica que fundamente ou não essa afirmação que você ouve frequentemente. Desafie-se a pensar em outras possibilidades e a buscar mais conhecimentos sobre essas questões para sua evolução como profissional e para o desenvolvimento de nossa profissão.

Sobre o autor

André Albuquerque é graduado em Educação Física (UFPR - 2006), tem especialização e mestrado pela Universidade Federal do Paraná (UFPR). Sua linha de pesquisa está na atividade física e saúde, com ênfase na mecânica do exercício (biomecânica). Atualmente é palestrante nacional e internacional e estuda a biomecânica na prática, compartilhando seus achados em cursos, pós-graduações e, também, nas mídias sociais, por meio das quais, semanalmente, leva informação de valor para profissionais e praticantes de exercícios físicos.

Idealizador e diretor da *Biomekhane*, sua missão é transformar a biomecânica em algo acessível e aplicável no dia a dia dos profissionais da saúde, com ênfase para a valorização da profissão.

Impressão:
Maio/2020